DE QUELQUES

INDICATIONS THÉRAPEUTIQUES DE LA SAIGNÉE

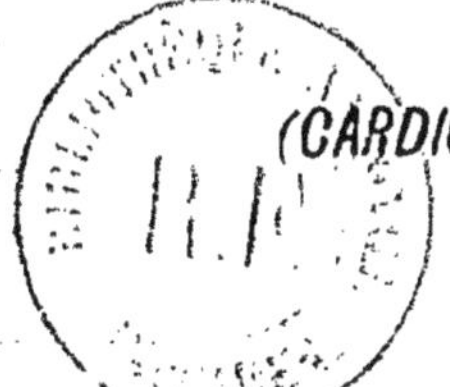

(CARDIOPATHIES, URÉMIE ET PNEUMONIE)

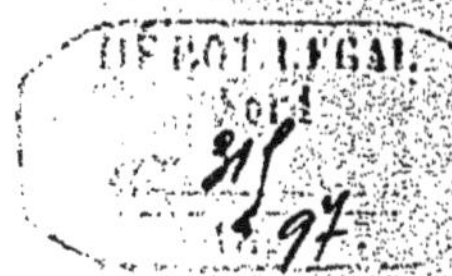

PAR

Le Docteur Gaston **DASSONVILLE**

EX-INTERNE DES HÔPITAUX

LAURÉAT (BIS) DE LA FACULTÉ DE MÉDECINE

LILLE

LE BIGOT FRÈRES, IMPRIMEURS-ÉDITEURS

Rue Nationale, 68, et rue Nicolas-Leblanc, 25

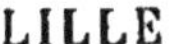

1897

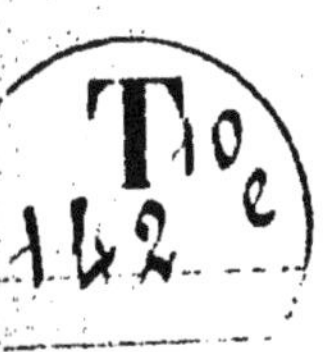

DE QUELQUES

INDICATIONS THÉRAPEUTIQUES DE LA SAIGNÉE

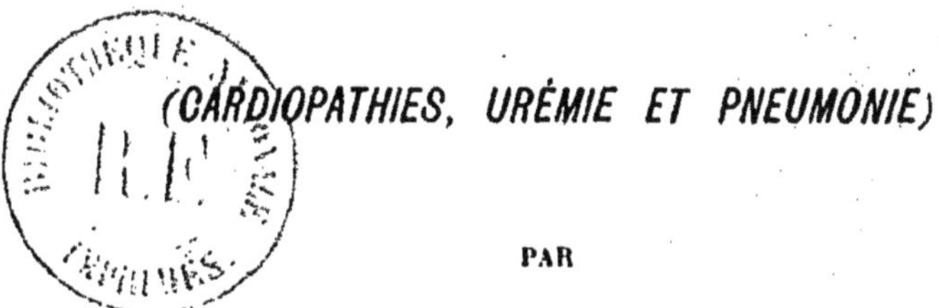

(CARDIOPATHIES, URÉMIE ET PNEUMONIE)

PAR

Le Docteur Gaston DASSONVILLE

EX-INTERNE DES HÔPITAUX

LAURÉAT (BIS) DE LA FACULTÉ DE MÉDECINE

LILLE

LE BIGOT FRÈRES, IMPRIMEURS-ÉDITEURS

Rue Nationale, 68, et rue Nicolas-Leblanc, 25

1897

A LA MÉMOIRE DE MON PÈRE

A MA MÈRE ET A MON BEAU-PÈRE

A MON FRÈRE LUCIEN

A MON PRÉSIDENT DE THÈSE

MONSIEUR LE DOCTEUR COMBEMALE
Professeur de Clinique médicale
Médecin de l'hôpital de la Charité

Internat 1897.

A MONSIEUR LE DOCTEUR L. DUBAR
Professeur de Clinique chirurgicale
Chirurgien de l'hôpital de la Charité
Membre correspondant
de l'Académie de Médecine et de la Société de Chirurgie de Paris
Chevalier de la Légion d'honneur

Internat 1895 et 1896.

A MONSIEUR LE DOCTEUR GAULARD
Professeur de Clinique obstétricale
Chirurgien de l'hôpital de la Charité

Internat 1896.

A MONSIEUR LE DOCTEUR LEMOINE
Professeur de Clinique médicale
Médecin de l'hôpital Saint-Sauveur

Externat 1894.

INTRODUCTION

De toutes les médications qui se sont partagé la faveur ou le désaveu des diverses époques médicales, il n'en est peut-être pas qui soient parvenues jusqu'à nous avec des fortunes plus diverses que la saignée. Tour à tour vantée comme l'une des bases de la thérapeutique, puis, tombée dans un oubli si profond que des générations de médecins ont pu se succéder dans les hôpitaux sans en avoir vu pratiquer une seule, la phlébotomie (de φλέψ veine et τομή, section) a subi une série de fluctuations qui ne l'ont pourtant point abattue, puisqu'après une longue période de discrédit elle vient d'être de nouveau préconisée, tant en France qu'à l'étranger, dans une suite de travaux importants. Nous aurons, au cours de notre thèse, l'occasion de citer souvent les auteurs qui se sont occupés de cette question ; aussi ne ferons-nous que mentionner dès maintenant, outre la thèse d'agrégation de Vinay, qui a commencé le mouvement, celle, toute récente, de Winstel, et les écrits antérieurs de Schubert, Leenhartz, Mircoli, Romme, etc.

L'histoire des vicissitudes de la saignée fournirait, à elle seule, ample matière pour plusieurs volumes; aussi ne pourrons-nous, dans ce travail, que rappeler brièvement les phases qu'ont imprimé à cette médication les systèmes et les théories régnant aux différentes époques. Nous résumerons ensuite, aussi brièvement que possible, les connaissances physiologiques actuellement acquises sur le sujet qui nous occupe; puis, nous appuyant sur un certain nombre d'observations recueillies par nous à la clinique du professeur Combemale, nous montrerons tout le parti qu'on peut tirer de cette méthode thérapeutique dans un certain nombre d'affections où son heureuse influence est, d'ailleurs, unanimement reconnue. Nous n'avons pas la prétention, on le voit, d'apporter des idées nouvelles sur le sujet, mais simplement de contribuer, dans la mesure de nos modestes moyens, à l'essai de réhabilitation de la saignée qu'on a tenté dans ces dernières années.

Mais avant d'aborder notre sujet, nous avons le devoir agréable de remercier ici nos maîtres de la Faculté et particulièrement ceux dont nous sommes heureux et fier d'avoir été l'interne.

Monsieur le professeur Combemale nous a toujours témoigné tant de bienveillance et accordé dans les entretiens tant de liberté que nous aurions été tenté parfois d'oublier qu'il était notre maître si sa science ne nous l'avait à chaque instant rappelé; après nous avoir inspiré le sujet de notre thèse, il nous fait encore l'honneur de la présider; nous le prions d'accepter l'hommage de notre respectueuse reconnaissance.

Messieurs les professeurs Dubar et Gaulard nous ont accordé dans leurs services de chirurgie et d'accouchements une confiance qui nous a fort honoré ; nous ne saurions trop les en remercier.

Avec Monsieur le professeur Lemoine nous avons commencé notre éducation clinique ; nous n'oublierons pas le savant enseignement de ce maître.

Enfin, nous n'aurions garde d'omettre Monsieur le professeur Carlier, dont nous avons eu souvent l'occasion d'apprécier l'amabilité, d'ailleurs bien connue de tous.

HISTORIQUE

L'ouverture d'une veine est une pratique qui remonte aux premiers âges de la médecine et va se mêler à ses plus antiques légendes. Pline l'ancien rapporte aux animaux le mérite de l'avoir révélée à l'homme en ces temps reculés et c'est l'hippopotame qui en aurait montré sur lui-même le secret, de même que la cigogne aurait enseigné, dit-on, aux premiers médecins, l'usage des lavements par l'habitude qu'on lui attribue de pousser, au moyen de son bec effilé, de véritables injections dans son propre intestin. Quoi qu'il en soit, la première application, selon Etienne de Byzance, en aurait été faite par Podalire, second fils d'Esculape. Ce Podalire, jeté par une tempête, au retour de la guerre de Troie, sur les côtes de Carie, fut recueilli par un pêcheur qui, apprenant sa qualité, le conduisit auprès du roi de cette province, Damœthus, dont la fille venait de faire une chute grave. Podalire, en saignant la princesse aux deux bras, lui conserva la vie; ce fut, du moins, l'avis du père qui, pour récompense, lui donna sa fille en mariage et la Chersonèse en dot. Peu d'opérateurs, depuis lors, ont su faire de leur lancette un emploi aussi heureux et surtout aussi lucratif. La vraisemblance de cette légende, d'ailleurs, est quelque peu ébranlée par la divergence des dates assignées à la naissance de Podalire, Goulin le faisant paraître quinze siècles trop tôt et Sprengel deux siècles trop tard si l'on admet avec Hérodote l'année 1270 pour date de la prise de Troie. Il est vrai que cette version s'accorde avec celles qui rapportent l'invention de la saignée aux Egyptiens, Podalire pouvant tenir cette pratique de son père Esculape qu'il est logique, on le sait, de faire sortir d'Egypte.

La Grèce et l'Afrique, au reste, ne sont pas seules à se disputer l'honneur d'avoir vu naître l'homme bien courageux pour ne rien dire de plus, comme l'appelle Bordeu, qui, le premier, osa ouvrir la veine à son semblable. Les Scythes, en effet, si l'on en croit les récits de nombreux explorateurs, passent pour avoir été de tout temps coutumiers de cette opération.

La saignée, en tout cas, était en usage bien avant Hippocrate, qui en fut lui-même un partisan convaincu si l'on considère la façon dont il traita un de ses clients d'Œmardes; ce malade, qui souffrait de douleurs abdominales en dépit de purgatifs et de vomitifs répétés, fut saigné à blanc par l'illustre praticien de Cos et « son mal le quitta aussitôt. » Les exagérations auxquelles se livrèrent les disciples d'Hippocrate contribuèrent d'ailleurs rapidement à amener une réaction et, en opposition avec l'Ecole de Cos, on voyait celle de Cnide, représentée par

Chrysippe, Erasistrate, Straton, repousser systématiquement la saignée. Cette période de réaction, toutefois, ne fut pas de longue durée grâce à l'influence de Celse et de Galien qui, en observateurs judicieux, recommandèrent chaudement cette méthode thérapeutique mais en blâmaient l'abus et l'application à toutes les maladies indistinctement. Galien surtout, bien qu'il se vantât de saigner en tout temps, la nuit ou le jour, l'hiver ou l'été, ne tirait jamais de sang aux vieillards ou aux jeunes enfants. Ses successeurs, malheureusement, ne suivirent pas ces sages préceptes et le dix-septième siècle vit naître le plus formidable abus de la saignée que l'on puisse imaginer.

C'est l'époque où Jean Riolan, malgré son antipathie pour la découverte de Harvey, mettait à profit la circulation du sang pour en tirer à outrance, prétendant qu'un malade peut perdre sans danger la moitié de son sang, alors que Botal et Willis faisaient réitérer les saignées d'une façon d'autant plus effrayante qu'ils voulaient qu'on enlevât à chaque fois au moins deux litres du liquide nourricier. Guy Patin, ne se faisant pas faute de suivre ces exemples, pratiquait à son confrère Mantel, pour le débarrasser d'une fièvre continue, trente-deux saignées consécutives et, comme preuve d'une conviction plus profonde, se faisait saigner lui-même sept fois pour un rhume. « Il ne se passait jour à Paris, dit cet écrivain dans ses lettres, qu'on ne fît saigner plusieurs enfants à la mamelle et plusieurs sexagénaires, « qui singuli inde convalescunt » et qui pouvaient, en effet, se réjouir de s'en tirer à si bon compte.

L'on s'étonne qu'après de tels excès, la saignée ne soit pas complètement tombée dans l'oubli pour n'en plus sortir; ce n'est pas pourtant que les protestations et les attaques lui aient manqué. Portius, Grangier, de Courcelles, lui lançaient des pamphlets qui n'étaient rien moins que modérés et Guy de la Brosse, pour n'en citer qu'un exemple, avait trouvé pour qualifier les partisans de la saignée, le mot aimable de pédants sanguinaires. Ceux-ci, d'ailleurs, n'en continuèrent pas moins leurs pratiques et les émissions sanguines répétées, à outrance, se sont propagées jusqu'au milieu de ce siècle, sous le patronage de Bosquillon, Pierre Franck, Broussais et surtout de l'illustre Bouillaud. Là s'arrête, en effet, le règne de la saignée et si la première moitié de ce siècle a pu être justement accusée d'hématomanie par Jos. Schneider, de Tubingue, on peut dire que, dès 1850, la question était jugée et l'emploi de la phlébotomie ramenée à des indications plus restreintes ainsi qu'à des réserves moins exclusives. Depuis lors, les cliniciens, sans oublier complètement cette méthode thérapeutique, mais sans non plus l'employer à l'exclusion d'autres moyens, nous l'ont transmise sans grand bruit, rappelant de temps à autre l'attention sur elle par des écrits dont nous avons cité les principaux dès les premières lignes de ce travail. Il faut dire toutefois que, dans ces dernières années, la saignée tend à revenir en honneur; Elle compte en Allemagne et en Belgique surtout de nombreux partisans parmi lesquels Leenhartz, Borlée, Verriest, Schubert et d'autres encore. Bien plus, l'impulsion s'est transmise en France et les cliniques ou les écrits de Jaccoud, Landouzy, Huchard, Lépine, Romme, etc.., ne contribueront pas peu à accentuer le mouvement. Plus récemment encore, citons l'apparition simultanée en Allemagne de deux mémoires qui ne sont rien moins qu'une véritable réhabilitation de la saignée. Et ce qui prête à ce fait une importance toute particulière c'est que M. Krœnig et M. Albu auxquels nous devons les travaux en question, loin d'être les représentants d'une école ancienne, sont connus pour marcher à l'avant des progressistes. Enfin, notre maître Combemale nous en a fait souvent constater dans son service les heureux résultats et nous montrerons plus loin par un certain nombre d'observations tout le bénéfice qu'on peut en tirer dans certains cas déterminés.

Nous disons dans certains cas déterminés, car, s'il est maintenant de notoriété que les émissions sanguines ont de merveilleux effets dans les maladies des voies rénales et circulatoires, il est moins prouvé qu'elles soient aussi actives dans d'autres affections où on a voulu la conseiller, la scarlatine, la fièvre typhoïde, le rhumatisme articulaire, la chlorose, etc.

Mais une étude clinique de la saignée comme moyen thérapeutique ne saurait être complète si l'on ne recherchait en même temps son action au point de vue physiologique, c'est-à-dire son influence sur les différents systèmes de l'organisme, à commencer par la circulation, qui est la fonction la plus directement impressionnée. Aussi allons-nous rappeler les expériences fort bien conduites de Vinay et Arloing sur ce sujet. Ces deux auteurs, complétant les travaux de laboratoire de Marey, Chauveau, Buisson, et les recherches cliniques de Piorry, Lorain, Hayem, ont déterminé aussi nettement que possible les modifications qu'apporte la saignée dans la circulation, dans la calorification, la respiration, le système nerveux, et comment elle agit sur les échanges nutritifs par les perturbations survenues dans l'innervation et les sécrétions. Ce sont les résultats obtenus par eux que nous allons résumer.

Effets physiologiques de la saignée.

Variations de la pression artérielle. — Lorsqu'on ouvre et ferme successivement une veine, le système circulatoire se vide peu à peu et la pression baisse dans les artères. Mais cette dépression présente quelques particularités : la pression manométrique baisse pendant chaque saignée ; dès qu'on ferme la veine, elle se relève lentement pour se fixer à niveau un peu inférieur à celui qu'elle occupait précédemment. Ceci n'est vrai que dans les cas où l'on n'a pas évacué plus du quart de la quantité de sang qu'un animal perd avant de mourir, car alors les oscillations de la pression artérielle n'ont plus cette régularité.

Les oscillations de la pression artérielle ne sont pas proportionnelles aux quantités de sang soustraites; la pression des premières saignées est moins considérable que celle des suivantes et il faut évacuer un tiers environ de la masse du sang pour obtenir une chute de pression égale au cinquième ou au sixième de la pression normale. — Cliniquement on peut conclure de ces résultats que pour obtenir des émissions sanguines un effet satisfaisant et rapide, il ne faut pas craindre de recourir aux saignées copieuses, cela malheureusement au détriment de la principale source de résistance des malades.

Variations de la fréquence du pouls. — Il est de règle, selon Marey, d'observer, après une saignée, une accélération notable du pouls; Lorain, tout en reconnaissant l'exactitude du fait, met en doute sa constance. Vinay et Arloing, qui ont contrôlé ces résultats, concluent avec Marey que la saignée produit l'accélération du pouls mais dans certaines limites seulement ; quand, par suite de la soustraction sanguine, la pression artérielle tombe à un chiffre compris entre le tiers et le cinquième de la pression normale, le pouls reprend sa fréquence initiale. On pourra trouver dans ce fait un élément important de pronostic, la lenteur relative ou l'extrême fréquence du pouls après une hémorrhagie indiquant un très fort abaissement de tension et par suite, des conséquences fâcheuses pour le malade.

Variations de la force et de la forme du pouls. — Les expériences de Hales et de Marey, les travaux de Lorain ont montré que l'amplitude du pouls est inversement proportionnelle à la tension artérielle. La saignée abaissant cette tension, il était logique d'admettre que, sous son influence, le pouls augmentait de force et c'est, en effet, ce qui arrive généralement. Cependant les constatations faites par Vinay sur l'âne au moyen de l'hémodynamomètre et du sphygmographe ont prouvé que les phénomènes qui se produisent alors sont complexes et qu'il faut tenir compte d'un certain nombre d'autres facteurs dont les plus importants sont l'accélération ou le ralentissement du cœur associés à l'abaissement de tension : de même pour la constriction ou la dilatation des capillaires. On peut en conclure que le pouls diminue d'amplitude quand le cœur s'accélère, c'est-à-dire après les petites saignées, et augmente quand le cœur se ralentit.

Quant à la forme du pouls, les tracés sphygmographiques de Marey, Buisson, etc., dénotent une augmentation du dicrotisme normal avec une tendance du sommet de la pulsation à former un plateau, d'où l'on peut retenir, avec Vinay, que dans les hémorrhagies abondantes, le sang s'engage brusquement dans le système artériel mais y circule très lentement dans l'intervalle des systoles.

Influence de la saignée sur la vitesse du sang et l'absorption. — L'irrigation des tissus variant avec la vitesse du sang et tenant sous sa dépendance la nutrition de ces mêmes tissus, on conçoit que la saignée joue un rôle dans cet acte vital, Volkmann a démontré, en effet, avec Galzütk, que la vitesse du sang était beaucoup moindre après les petites et moyennes saignées. Vinay, expérimentant sur les grands animaux avec l'hémodromographe de Chauveau, est arrivé à des résultats différents. Les tracés obtenus concurremment avec ceux des variations de la tension artérielle et du pouls lui ont montré qu'on peut distinguer plusieurs périodes, dans les variations de vitesse, produites au cours d'une hémorrhagie veineuse graduellement mortelle : jusqu'à évacuation du premier tiers environ de la masse sanguine la vitesse augmente : si la perte de sang dépasse cette limite, l'irrigation diminue. Il faut d'ailleurs faire intervenir l'influence des capillaires, dont le système nerveux vaso-moteur règle la dilatation ou le resserrement, et par suite facilite ou retarde l'irrigation des tissus et conséquemment leur nutrition.

Cette augmentation de la nutrition des tissus est d'ailleurs facilitée par l'appel puissant, après une saignée, des matériaux qui devront remplacer ceux qu'on vient d'enlever. Claude Bernard a bien démontré que, dans ces cas, le sang complète rapidement son sérum aux dépens des divers liquides de l'organisme ; il est d'ailleurs d'observation courante qu'à la suite des grandes hémorrhagies les opérés souffrent d'une soif intense et la plupart des auteurs, Magendie, Fodera, Lisfranc, connaissant cette augmentation de l'absorption proscrivaient la saignée dans les cas où le blessé était porteur de lésions suppurées susceptibles de fournir un liquide toxique rapidement résorbé dans ces circonstances. Une autre preuve de l'action accélératrice de la saignée sur les rénovations organiques a, en outre, été donnée par Bauër. Cet auteur a constaté que l'urée, dans ces cas, est excrétée en plus grande quantité et ces troubles de nutrition auraient une double origine;

d'une part dénutrition exagérée des albuminoïdes et d'autre part ralentissement de la combustion des matières grasses, d'où accumulation de ces éléments dans l'économie et transformation des tissus dont les principes albuminoïdes seraient en partie consumés. Lépine, expérimentant sur des chiens, a noté également une augmentation de l'urine et des composés azotés, par suite, des matières extractives. Toutefois, de telles modifications dans l'état de la nutrition ne sauraient durer au-delà de certaines limites et Gabetin, étudiant l'influence que pouvaient avoir les saignées répétées sur les fractures, a constaté que le travail de consolidation en était notablement retardé. D'autre part l'accumulation des matières grasses dans l'organisme n'est pas sans entraîner des inconvénients et Perl a pu, chez des chiens, provoquer la dégénérescence graisseuse des organes et notamment du cœur, mais ceci ne se produit que dans le cas de saignées abondantes et répétées, procédé complètement délaissé aujourd'hui. Nous ne sommes plus au temps, en effet, où les médecins suivaient aveuglément la pratique de Botal leur disant que, pour le sang comme pour l'eau, plus on en tire, plus celui qui vient après est pur. Les recherches de Hayem, de Renaut, ont montré que la saignée est loin de modifier aussi favorablement le liquide nourricier.

Modifications dans la constitution du sang. — On sait, par les expériences de Girard, Piorry, Haller, que la masse du sang se renouvelle avec une grande rapidité : ce dernier auteur cite le cas d'un jeune homme qui perdit en dix jours 75 livres de sang, ce qui implique que la masse primitive a dû se renouveler environ 7 fois en dix jours. En est-il de même des éléments figurés? Laulanié, expérimentant sur des chiens et des chevaux en bonne santé est arrivé à ce résultat que la réparation des globules est également très rapide. De même, des observations cliniques de Hayem confirment ce fait d'une prompte régénération succédant à une diminution appréciable du nombre des globules Leur qualité, après une saignée, n'est pas moins atteinte que leur quantité : d'après Lehmann ils présenteraient une grande tendance à s'accoler et à s'agglomérer. — Les modifications morphologiques ont été étudiées par Renaut : selon lui, après une hémorrhagie, les globules perdent leur hémoglobine d'une façon très variable : les uns ne possèdent plus d'hémoglobine qu'autour du noyau qui cesse d'être godronné ; chez d'autres ce noyau devient vésiculeux et se remplit d'un liquide à composition anormale. Le tiers environ des globules reste inaltéré ; en outre, ce sont surtout les globules jeunes qui subissent toutes ces transformations.

Le nombre des leucocytes est peu modifié, bien que Weber, Bañer et d'autres auteurs l'aient trouvé considérablement augmenté. Cette augmentation serait due, selon Malassez, à l'ouverture de la veine et non à la soustraction sanguine. — Les avis sont également partagés sur les modifications subies par le plasma : alors que pour Andral, Gavarret, Beau et quelques autres, la quantité de fibrine augmente à la suite de la saignée, Magendie, Hirtz etc. la considèrent comme diminuée. Les pesées de Brucke ont d'ailleurs vérifié cette dernière assertion. La qualité de la fibrine serait aussi, d'après Magendie, de moins en moins bonne. Quant aux peptones, le sang normal qui en contient très peu en est considérablement chargé après une saignée abondante.

Quelles sont maintenant les variations imprimées par la saignée aux gaz du sang, point capital à connaître, étant donnée l'importance vitale de ces corps. La soustraction sanguine enlevant une certaine quantité de globules rouges, il est logique d'admettre qu'avec eux disparait une partie de l'oxygène qu'ils renferment. Vinay et Hayem, par des expériences sur le chien sont arrivés aux conclusions suivantes : les émissions sanguines produisent une diminution de la proportion absolue de l'acide carbonique et de l'oxygène du sang artériel ; la proportion relative des deux gaz est également modifiée ; l'oxygène subit proportionnellement une diminution plus grande que l'acide carbonique ; en outre l'influence d'une saignée sur les gaz du sang est durable et se fait sentir encore au bout de quelques jours. Cliniquement on peut, d'après ces résultats, admettre avec Vinay que des soustractions sanguines égales au quart ou au tiers de la masse du sang diminuent l'oxygénation du sang, ralentissent les combustions qui produisent l'acide carbonique et déterminent ainsi des phénomènes de sédation non comparables à un simple effet de déplétion du système circulatoire.

Influence sur la respiration. — Les effets excellents et presque subits qu'on obtient avec la saignée du côté des troubles respiratoires montrent bien l'influence de cette médication. Cette influence se traduit par une diminution de la fréquence respiratoire et, conséquemment, pour le malade par un sentiment de bien-être qui survient presque immédiatement en général. Que cette action se produise, comme le veut Weber, par anémie de la moelle allongée ou qu'on l'explique, ce qui est moins certain, par le soulagement donné au cœur prêt à succomber sous une charge écrasante, par l'enlèvement du trop-plein, l'amélioration n'en est pas moins manifeste et l'on n'en saurait trouver de meilleur exemple que celui du malade de Magendie qui refusait de laisser arrêter le sang par crainte du retour de son oppression.

Action sur le système nerveux. — Cette action réside tout entière dans les effets de l'anémie; elle se manifeste dans les saignées copieuses, par des phénomènes convulsifs épileptiformes, vertiges, hallucinations et autres symptômes d'excitation déterminés, comme l'ont montré les travaux de Vulpian et Luchsinger, dans les centres moteurs par la soustraction du sang. Comment cette excitation se produit-elle? Il semble bien, d'après les expériences de Worms Muller, Kussmaul et Tenner, Brown-Séquard, que cette influence stimulante est due à la diminution d'oxygène. Pflüger a montré également que l'influence excitatrice analogue qu'on observe dans l'asphyxie reconnaît la même cause, absence d'oxygène en proportion suffisante et non l'augmentation d'acide carbonique.

Quant aux modifications de la température provoquées par les émissions sanguines, elles ne paraissent pas obéir à une loi bien déterminée ; tandis que Weber, Traube et d'autres ont constaté un abaissement thermométrique, passager il est vrai, Lorain et Thomas ne l'ont pas observé sur des sujets sains. Il semble toutefois résulter de ces expériences contradictoires qu'il y a réellement un abaissement de la chaleur centrale sans que la température périphérique soit influencée.

En résumé, nous pouvons conclure de ces données physiologiques que les soustractions sanguines produisent des effets de deux ordres, les uns immédiats et transitoires, les autres durables. Parmi les premiers, retenons la diminution de la tension intravasculaire, la facilité plus grande de la respirat n et parfois un abaissement de la température. Dans les seconds, rangeons l'appauvrissement du sang, d'autant plus marqué que les saignées sont répétées plus souvent et que l'hématopoïèse se fait dans des conditions défavorables. Lorsque nous parlerons de l'urémie nous ferons intervenir une autre conséquence, l'enlèvement d'une certaine quantité des toxines renfermées dans l'organisme qui viendra s'ajouter aux précédentes. Abordons maintenant les cardiopathies et voyons les bons résultats que peut donner une phlébotomie raisonnée et pratiquée au moment opportun.

De la saignée dans les Cardiopathies

Les affections du cœur sont multiples ; aiguës ou chroniques, relevant d'une étiologie et d'une pathogénie différentes, elles peuvent, soit frapper sa substance propre, soit modifier la forme et la capacité de ses cavités, soit troubler le jeu naturel de ses valvules, soit enfin rompre l'équilibre vasculaire. Elles sont, on le voit, variées, et leur marche, au début du moins, permet de les différencier nettement les unes des autres. Mais il n'en est plus de même si on les considère à une période un peu avancée de leur évolution. Les désordres mécaniques et fonctionnels qu'elles déterminent alors ne dépendent plus de la lésion primitive ; ils ne reconnaissent plus pour cause qu'un état de déchéance particulier de la fibre musculaire cardiaque, donnant lieu à une réunion de symptômes morbides toujours les mêmes, au degré près, dont l'ensemble constitue ce que l'on appelle, depuis Beau, l'état d'asystolie ou simplement l'asystolie (α privatif et συστολή, systole).

Cette asystolie n'appartient donc pas à telle ou telle lésion, mais à toutes les maladies aiguës et chroniques de l'organe. Quelle que soit, en effet, comme le dit Jaccoud, la cause éloignée de ce complexus pathologique, c'est l'impuissance relative des contractions cardiaques qui est la cause immédiate de tous les accidents ; c'est la faiblesse exagérée du myocarde qui, en cette période ultime, rend les contractions si infructueuses qu'elles laissent la porte ouverte aux congestions, aux œdèmes, aux hydropisies, aux hémorrhagies, avec tout le cortège des troubles fonctionnels dus à ces lésions. Cette impuissance du muscle cardiaque, d'ailleurs, n'est pas sous la dépendance d'une cause unique ; témoin la mobilité particulière que revêtent dans leurs allures les accidents qu'elle détermine ; mobilité qui, paradoxale au premier abord, est pourtant, selon Jaccoud, la conséquence naturelle de l'origine des phénomènes. Engendrés que sont ces accidents par le mode systolique imparfait du cœur, il est tout simple qu'ils apparaissent à leur summum lorsque l'énergie cardiaque faiblit au minimum ; il n'est pas moins logique qu'ils s'amendent et s'effacent si la propulsion systolique recouvre une force suffisante pour rétablir les rapports normaux de pression dans le système circulatoire. Or, comme la contractilité est subordonnée à des influences essentiellement changeantes et mobiles, celles, entre autres, de la nutrition et de l'innervation, les variations présumées du mode systolique ont réellement lieu et cela quand bien même aucun changement n'est produit dans les conditions mécaniques proprement dites. C'est pour cette raison que toutes les maladies chroniques du cœur présentent non pas une marche continue et régulière, mais une évolution saccadée, composée de phases tranquilles et de phases orageuses, irrégulièrement alternantes ; les phases de calme, dont les symptômes fonctionnels peuvent être nuls, répondent à un mode systolique normal ; les phases paroxystiques traduisent l'impuissance de la systole, l'asystolie.

De même que l'impuissance persistante des contractions cardiaques est la cause unique du complexus symptomatique qui a nom asystolie, de même la condition organique intermédiaire entre l'insuffisance systolique et ces divers phénomènes est une, c'est la rupture des rapports physiologiques entre la tension artérielle et la tension veineuse. L'abaissement de la pression artérielle amène l'accélération des battements du cœur, la fréquence et la faiblesse du pouls, l'ischémie artérielle des viscères, la diminution des sécrétions (de l'urine entre autres); à l'accroissement de la pression veineuse incombent les stases veineuses périphériques et viscérales, les thromboses, la teinte cyanique des téguments, les œdèmes et les hydropisies, et l'altération qualitative des sécrétions, notamment l'albuminurie. Enfin, il faut rapporter à l'influence combinée de ces deux modifications l'insuffisance de l'hématose et la dyspnée; dyspnée de cause chimique, qui s'ajoute à la gène respiratoire produite mécaniquement dès le début des accidents, par le désordre de la circulation cardio-pulmonaire. Lorsque la restauration de l'énergie cardiaque est complète et rapide, tous ces phénomènes graves s'évanouissent ; mais si la modalité vicieuse de la circulation subsiste, alors intervient un nouvel élément ; l'altération du sang par l'accroissement exagéré de son acide carbonique d'où ralentissement de la nutrition des tissus, abaissement de la température, amoindrissement de la vitalité des vaisseaux et du cœur qui se ramollit ou s'engraisse : résultat final, un état de cachexie spéciale où la résistance vitale des tissus vicieusement nourris tombe au-dessous du minimun physiologique : et cette cachexie cardiaque, quand elle n'est pas à son maximum de puissance, ne fait que progresser, et le malade, placé en quelque sorte dans un cercle sans issue, voit l'altération de son cœur et de ses vaisseaux aggraver les désordres mécaniques et ceux-ci, par leur augmentation même, accroître l'atteinte portée à la vitalité des tissus.

« On voit, dit Jaccoud, que l'état complexe qu'on désigne sous le nom d'asystolie comprend deux phases successives, la phase mécanique et la phase dystrophique ou cachectique. Les accidents de la première période sont amendés par la restauration de la force systolique du cœur, mais ceux de la seconde période ne sont plus subordonnés à l'élément mécanique, ils sont irréparables. Aussi convient-il de n'appliquer le nom d'asystolie qu'à la phase mécanique des désordres et de qualifier l'autre de cachexie ou de dystrophie cardiaques ».

Voici donc un malade en asystolie : son muscle cardiaque, frappé dans sa nutrition, envahi par du tissu de sclérose et ayant ses vaisseaux atteints d'endartérite, n'a plus l'énergie nécessaire pour faire face au danger ; les congestions, les stases sanguines, les hydropisies font des progrès, la dénutrition devient générale, des lésions irrémédiables se développent dans les organes, la cyanose, la dyspnée, le coma sont graduellement portés au maximum ; les vaisseaux des circulations périphériques et locales s'altèrent, perdent leur résistance et leur tonicité, chaque organe devient malade pour son compte et la maladie de cœur se transforme en une altération de tout l'organisme. Nous verrons plus loin ce que peut donner la saignée à cette période des affections du cœur. Mais l'asystolie ne s'établit pas ainsi d'un seul coup ; le malade n'atteint pas d'emblée cette période ultime des maladies du cœur, il a traversé auparavant d'autres périodes moins tourmentées où la saignée, faite en temps opportun, eût pu déjà lui être de grande utilité ; et ceci nous amène à rappeler la division en stades bien tranchés établie par Huchard dans la marche des accidents.

Si nous prenons par exemple, comme type de cardiopathie un malade atteint d'insuffisance mitrale, nous voyons que la lésion, qui reconnaît pour cause une endocardite chronique consécutive à une poussée aiguë d'origine rhumatismale, a pu évoluer pendant longtemps d'une manière silencieuse. Le malade a pu traverser, presque sans le savoir, cette période que M. Huchard appelle période eusystolique. Sans doute il a ressenti quelques troubles passagers, un peu d'essoufflement, quelques palpitations, à la suite d'un exercice un peu violent, d'un travail fatigant, d'un excès quelconque, alcoolique ou vénérien. Mais tout cela dure peu, la lésion est bien compensée ; la nature remédie elle-même à l'affection. Elle rétablit l'équilibre généralement par l'hypertrophie de la cavité dilatée située en amont de l'obstacle : l'oreillette gauche puis, en raison de l'accroissement de tension dans l'artère pulmonaire le ventricule droit, pour le cas particulier que nous avons pris comme exemple. Cette hypertrophie des éléments contractiles facilite la déplétion de la cavité ; par suite elle tend à élever la pression dans les artères, à l'abaisser dans les veines, c'est-à-dire qu'elle agit en sens inverse de la lésion ; les deux influences sont égales et s'annulent ; l'équilibre, bien qu'artificiel, est parfait et la circulation est régulière. Aussi le malade n'est-il qu'obligé de s'astreindre à quelques précautions hygiéniques ; sa santé générale ne se ressent en rien de son affection.

Et cet état peut durer des années. Mais si, pour une cause quelconque, manque de précautions hygiéniques ou excès de toutes natures, le malade inflige à son cœur un travail au dessus de ses forces ; si, homme, il se livre à des excès de travail, de table ou autres ; si, femme, il transgresse la loi de Peter « filles, pas de mariage ; femmes, pas de grossesses ; mères, pas d'allaitement », le cœur excité, réagit vigoureusement ; en raison de l'obstacle qu'il doit vaincre, de la lutte qu'il est obligé de soutenir, il s'hypertrophie et alors dépasse le but utile et expose le malade à tous les inconvénients de l'hypertrophie pure, l'amenant ainsi à la seconde période que M. Huchard désigne du nom de phase hypersystolique.

Le malade est alors en proie aux palpitations qui reviennent par accès et à intervalles variables ; il éprouve une sensation de gêne, d'anxiété précordiale, des vertiges, un certain degré de cyanose de la face, enfin quelques phénomènes de congestion cérébrale ou pulmonaire.

Cette seconde phase, d'ailleurs, n'est elle-même que transitoire : le muscle cardiaque se fatigue vite de lutter contre les multiples obstacles qu'il a à surmonter ; il fléchit, et, après lui, le système vasculaire tout entier. La tension artérielle, qui était au-dessus de la normale, diminue progressivement et tombe au-dessous, à mesure que le myocarde faiblit ; la tension veineuse augmente d'autant et alors apparaissent les œdèmes étendus les congestions pulmonaires, hépatiques, rénales et même cérébrale, l'oppression et tout le cortège des troubles dont l'ensemble constitue l'asystolie. Le malade en est arrivé à la troisième période de Huchard, celle que nous avons décrite au début de ce chapitre.

Quel rôle est appelée à jouer la saignée dans chacune de ces trois périodes? Il est évident que pendant la première phase, celle d'eusystolie, une émission sanguine n'apporterait guère de changement. Tant que la compensation se fait bien, que l'équilibre parfait est établi dans l'appareil circulatoire, il serait superflu d'avoir recours à ce moyen thérapeutique. Quelques soins hygiéniques, quelques précautions qui font éviter strictement la fatigue et les excès suffisent le plus souvent pour faire tolérer au malade sa lésion, sans grand dommage pour sa santé.

Le danger ne commence véritablement qu'avec la phase d'hypersystolie, lorsque l'équilibre est rompu et que la compensation s'exagère, le myocarde hypertrophié devenant momentanément trop puissant. Le cœur est au-dessus de sa tâche, il dépasse le but et cet état fait naître des complications cérébrales, pulmonaires, des congestions viscérales qu'il importe de conjurer rapidement sous peine d'accidents redoutables. Cet état pléthorique des anciens auteurs provoque chez le malade des éblouissements, des vertiges, des tintements d'oreilles, de l'angoisse thoracique, surtout après les repas, les fatigues ou les travaux intellectuels; le visage est rouge, facilement cyanosé, la tête lourde, l'œil injecté. Il est utile, dans ces cas, de rétablir l'équilibre circulatoire et une saignée de deux à trois cents grammes conjure la fluxion menaçante. L'effet n'est que temporaire, il est vrai, et la réplétion des vaisseaux par absorption interstitielle ne tarde pas à rétablir l'excès de tension artérielle ; le malade conservera sa lésion, mais le péril sera conjuré pour un certain temps ; la saignée donnera quelque répit et on aura le loisir d'administrer au patient les médicaments capables de calmer son éréthisme cardiaque.

Nous arrivons maintenant à la troisième période, celle où la saignée peut avoir des résultats véritablement merveilleux. C'est la phase d'hyposystolie conduisant, à un degré de plus, à la phase d'asystolie. C'est alors que le danger devient véritablement imminent ; l'équilibre est rompu au profit de la tension veineuse. C'est à ce moment que les palpitations, l'oppression, les congestions pulmonaire, rénale, hépatique, s'installent, passagèrement d'abord puis bientôt à demeure si une intervention opportune ne vient pas modifier l'évolution morbide. L'examen des tracés sphygmographiques donne bien une idée exacte et complète du mode circulatoire dans l'état d'asystolie ; on y constate la diminution graduelle jusqu'à effacement presque complet de la ligne ascensionnelle qui traduit l'impulsion systolique du cœur et la diastole de l'artère ; on y trouve l'état de faiblesse simple jusqu'à ce degré, à peine compatible avec la vie, dans lequel la contraction défaillante du cœur n'imprime plus qu'une oscillation douteuse à la colonne sanguine immobilisée. Quelle est, dans ces cas, l'indication à remplir? produire l'augmentation de la tension artérielle qui était tombée au minimum et le renforcement de la contractilité cardiovasculaire, représentés graphiquement par l'accroissement dans l'amplitude de la ligne ascensionnelle et cliniquement par la diminution de la fréquence et de l'irrégularité du pouls. Comment obtenir ces effets, réaliser ces conditions favorables qui sont le but unique de la thérapeutique dans l'asystolie ? L'art dispose de plusieurs moyens, savoir : la caféine, la digitale, les purgatifs drastiques et la saignée. Mais ces moyens n'agissent pas par le même mécanisme. Les déplétifs, c'est-à-dire la saignée, les spoliations intestinales, la médication lactée, agissent directement sur la pression veineuse qu'ils diminuent ; par suite, le cœur est délivré d'une partie de la surcharge qui l'empêchait de se contracter et il peut imprimer à la colonne artérielle une impulsion suffisante pour surmonter la stase capillaire ; par cette série de phénomènes subordonnés est rétabli le cours du sang qui était ralenti presque jusqu'à l'immobilité. Les autres agents thérapeutiques, la digitale et la caféine ont un mode d'action différent ; une fois absorbés, ils excitent le système nerveux moteur du cœur et des vaisseaux, par suite ils accroissent l'énergie des contractions et augmentent la pression artérielle ; si cette augmentation est assez forte pour que le sang artériel, plus vivement poussé, puisse mettre en mouvement la colonne qui tend à stagner dans les capillaires et dans les veines, le cours du sang se rétablit comme tantôt et les phénomènes graves disparaissent ; dans le cas contraire, l'effort mobilisateur est stérile, parce qu'il insuffisant, et l'asystolie persiste. On peut mettre en lumière, par une opposition éclatante, l'action propre de ces deux classes de médications. En quoi consiste, somme toute, l'asystolie ? En un défaut de rapport entre l'obstacle à mouvoir qui augmente et la force motrice qui diminue.

Eh bien, les déplétifs agissent en diminuant l'obstacle, la digitale et ses congénères agissent en augmentant la force motrice. Cet effet premier des toniques du cœur n'est pas d'ailleurs isolé ; il est suivi d'une action consécutive en raison de la diurèse que provoquent ces excitants ; on pourrait donc croire leur efficacité supérieure à celle des autres moyens et leur accorder en tous cas la préférence ; mais il n'en est pas ainsi pourtant et deux autres éléments doivent entrer en ligne de compte. La saignée et les évacuations séreuses abondantes n'augmentent en aucune façon l'énergie motrice du cœur et cependant elles en facilitent l'effet utile par la diminution qu'elles provoquent dans la surcharge veineuse. Ce n'est pas, en effet, le plus souvent, une diminution réelle de la puissance contractile du myocarde qui est la cause des accidents ; c'est l'excessive réplétion de ses cavités qui empêche le cœur de se mouvoir; en diminuant cette réplétion on n'augmente pas la force du muscle, mais on permet à cette force de donner tout son travail utile.

La saignée et les déplétifs ont ainsi, au début, une action autrement efficace que tous les toniques ou excitants du cœur. Comme le fait remarquer le professeur Dieulafoy dans une pittoresque comparaison, quand une charrette est trop chargée et ne peut plus avancer, ce n'est pas en fouettant outre mesure les chevaux épuisés que l'attelage repartira, mais il repartira si l'on veut bien alléger leur fardeau. De même pour le cœur, ce n'est pas en stimulant outre mesure sa contractilité déjà épuisée qu'on obtiendra le résultat désiré, on l'obtiendra en allégeant son fardeau, en diminuant l'excès de la tension veineuse, en supprimant dans la mesure du possible le barrage provoqué par les congestions et par les œdèmes. D'un autre côté, les excitants directs ne peuvent agir qu'après une absorption préalable et, une fois absorbés, ils ont encore besoin d'un certain temps, ne fut-ce que quelques heures, pour produire leurs effets. Aussi en présence des accidents confirmés de l'asystolie, la conduite du médecin est-elle toute tracée : il doit ouvrir la veine; le sang afflue alors de tous les côtés sur le point ouvert où la tension est au minimum; la déplétion, gagnant de proche en proche, ne tarde pas à se faire sentir dans toute l'étendue de l'arbre circulatoire et le malade en éprouve incontestablement une sensation de soulagement immédiat. Les expériences de Cohnheim, en effet, ont démontré clairement que le courant du sang gêné par un obstacle peut se rétablir aussitôt qu'il y a la plus légère détente sur un point de son parcours, et Magendie a signalé, à côté des phénomènes hydrauliques, un autre point d'une grande importance : le sang se modifie en qualité quand on lui fait subir une perte, même légère ; la partie aqueuse, le sérum, augmente tandis que les globules diminuent en nombre et en volume, puisqu'on rencontre une plus grande quantité d'hématoblastes et de globules nains.

L'état hydrémique du sang donne à ce liquide une plus grande fluidité, il devient ainsi plus coulant, moins visqueux et cette diminution de viscosité le placerait, d'après Magendie, dans des conditions plus favorables pour qu'il puisse circuler. — Puis, quand la déplétion vasculaire a conjuré le danger immédiat et rétabli l'absorption, on utilise ce répit pour donner les excitants cardiaques, sur l'action desquels on peut alors compter.

En résumé on voit que la saignée, dans l'asystolie, reste non seulement une médication d'urgence qui éloigne le danger, mais qu'elle est encore une auxiliaire puissante des médicaments cardiaques qui trouvent ainsi un organisme tout préparé à se laisser influencer par eux.

OBSERVATION PERSONNELLE

B... Mathilde, 21 ans, fileuse, entre le 10 mars 1897, salle Sainte-Clotilde, lit 16 pour de l'œdème des membres inférieurs et une vive dyspnée.

Antécédents héréditaires ne présentant rien de particulier : père et mère en bonne santé ; dix frères et sœurs dont quatre morts en bas-âge. Comme antécédents personnels : rougeole dans l'enfance ; à 8 ans variole peu grave dont elle a conservé quelques rares cicatrices sur le nez et les avant-bras. Apparition des règles à 14 ans ; menstruation régulière. Une grossesse normale à 19 ans. Il y a un an environ, première attaque de rhumatisme d'une durée de un mois pour laquelle la malade a été traitée chez elle. Au bout de ce temps elle reprit son travail dans une filature de lin, ayant fréquemment les bras et les pieds dans l'humidité jusqu'au moment où, il y a 5 mois, elle fut reprise d'une seconde attaque de rhumatisme qui envahit la plupart des grandes articulations et même celles des doigts. Elle entra alors à l'hôpital où l'on constata à l'orifice mitral un souffle du premier temps ; la durée du traitement fut de deux mois.

Aujourd'hui elle rentre dans le service en pleine phase d'asystolie. A l'examen on note les symptômes suivants : la respiration est haletante, avec, par instants, des accès de suffocation intense ; à l'auscultation, râles de bronchite dans toute la hauteur de la poitrine et nombreux râles sous-crépitants aux deux bases, en arrière ; le pouls, petit, inégal et irrégulier, est ralenti ; il ne donne que 58 pulsations à la minute ; la face est pâle, les lèvres cyanosées, les conjonctives injectées. Les battements du cœur, en partie masqués par les râles qui encombrent la poitrine, sont sourds et éloignés.

Les membres inférieurs en entier, les grandes lèvres et la partie inférieure de la paroi abdominale sont envahis par l'œdème.

On prescrit des ventouses sur le thorax, en arrière et on fait une injection d'éther. Potion de Todd.

Le lendemain, la situation n'a pas changé. La dyspnée est toujours aussi vive. Le cœur, ralenti, a ses battements aussi sourds que la veille et presqu'imperceptibles. Le pouls est filiforme. La cyanose des extrémités a plutôt augmenté. Urines 300 grammes, rouges, sédimenteuses.

En présence de ces symptômes alarmants on fait une saignée de 300 grammes. L'amélioration ne tarde pas à se manifester.

Le soir, la malade respire assez facilement : la dyspnée a considérablement diminué ; les battements du cœur sont devenus plus forts et le pouls, bien qu'encore irrégulier, a repris de l'amplitude.

Le 13 mars, l'amélioration se continue : urines 1100 gr. Les râles de congestion ont diminué. Pouls à 68, plus régulier et plus fort. Respiration relativement facile. Digitale 0,30 centigr. en infusion de poudre de feuilles. L'œdème des organes génitaux et de la paroi abdominale a disparu ; celui des membres inférieurs est en décroissance.

La saignée, on le voit, n'a pas tardé, dans ce cas, à rétablir en partie l'équilibre circulatoire et, après avoir fait face au danger immédiat, a permis d'administrer la digitale qui, au début, serait probablement restée sans effet, n'étant pas absorbée.

Nous avons vu tout le parti qu'on peut tirer des émissions sanguines dans l'asystolie et dans les différentes phases des cardiopathies valvulaires qui y ont conduit la malade. Mais il est un autre groupe de cardiopathies qui ont pour terme final également l'asystolie, ce sont les cardiopathies vasculaires ou artérielles. Tandis que dans les premières l'obstacle siège au niveau des valvules et des orifices ; dans les secondes, il est à la périphérie, dans les vaisseaux en général, quelquefois même sur une partie restreinte de ces vaisseaux, au niveau d'un viscère, Ce n'est donc pas seulement par l'altération de ses valvules que le cœur arrive à l'asystolie, terme fatal des affections qui viennent le frapper ; « à côté du cœur central, organe d'impulsion du liquide sanguin, il se trouve un autre appareil, un autre cœur périphérique, qui, par ses lésions, arrive au même résultat que lorsque les orifices valvulaires sont rétrécis ou insuffisants. Ce cœur périphérique n'est pas un organe unique comme le cœur central : il est composé par une série de systèmes indépendants les uns des autres, ou du moins ayant peu d'influence à l'état normal les uns sur les autres ; mais, à l'état pathologique, ils réunissent leur action et leurs efforts pour réagir sur l'organe central d'impulsion. Ces systèmes vasculaires particuliers ont leur siège principal dans le foie, le rein et le poumon ; de même qu'une lésion d'orifice du cœur ne saurait évoluer sans atteindre dans des proportions plus ou moins considérables, les organes que nous venons d'énumérer, de même qu'il y a le foie cardiaque, le rein cardiaque, le poumon cardiaque qui, par leur congestion, viennent compliquer l'affection primitive, de même aussi, ces appareils, primitivement malades, peuvent influencer le cœur, amener des troubles profonds dans sa nutrition et son fonctionnement et arriver, par un chemin autre que les affections valvulaires, à un terme identique : l'asthénie cardio-vasculaire. » Le terme final de ces deux sortes de cardiopathies, valvulaires et vasculaires, étant le même ; toutes deux aboutissant, en dernier ressort aux accidents de l'asystolie, nous ne reviendrons pas sur l'efficacité des émissions sanguines à cette période ultime de ces affections. Mais, de même que les cardiopathies valvulaires, avant d'en arriver à cette terminaison, peuvent bénéficier largement du moyen thérapeutique qui nous occupe, ainsi que nous l'avons montré plus haut, de même, les altérations vasculaires ou artérielles, avant d'aboutir à l'asystolie, traversent une période où cette méthode leur est aussi d'un large secours. Quant à la cause de ces lésions vasculaires, elle réside presque tout entière dans l'artério-sclérose, cette « rouille de la vie » suivant l'heureuse expression de Peter. Ici, ce n'est plus dans l'organe central de la circulation qu'il faudra chercher la cause même du mal ; « le cœur est altéré dans sa forme, dans son tissu, mais ses valvules sont intactes, au début du moins et si, plus tard, le myocarde cède et se laisse dilater, c'est que la cause première qui, à l'origine, était périphérique, a gagné de proche en proche le système circulatoire tout entier pour arriver au cœur lui-même qui, atteint dans sa circulation propre et dans sa nutrition, est frappé de dégénérescence. » — Le mécanisme de la production de ces lésions est simple : les expériences de Marey ont montré que l'élasticité des artères diminue les résistances qu'éprouve le sang à passer du cœur dans les vaisseaux ; si, au contraire, les vaisseaux se resserrent, si le sang ne rencontre plus sur son passage que des canaux petits, étroits, inextensibles, et c'est précisément le cas dans l'artério-sclérose, la circulation sera forcément ralentie ; le cœur, obligé de surmonter une résistance plus grande, devra fournir un travail plus considérable, se contracter avec plus d'énergie et, conséquence forcée de cette augmentation de travail, hypertrophie de ses fibres musculaires : hypertrophie du ventricule gauche si c'est le système de la grande circulation qui est frappé, ou du ventricule droit si c'est la petite circulation qui présente les altérations primordiales de l'affection. Ainsi donc, même résultat que dans les altérations valvulaires, hypertrophie du myocarde avec tous ses accidents : ici, ce n'est plus seulement le rhumatisme qui doit être incriminé, ce sont tous les facteurs qui président au développement de l'athérome, la sénilité, la goutte, l'alcoolisme, la syphilis, le saturnisme, le diabète et tout le groupe des maladies infectieuses. Cette étiologie montre bien que tous les âges peuvent être atteints ; on a l'âge de ses artères, comme dit Cazalis, et tel individu jeune encore sera déjà un vieillard pour le médecin qui constatera la flexuosité et la dégénérescence scléreuse de ses vaisseaux. Le malade pourra, toutefois, pendant un temps plus ou moins long, supporter sa lésion sans troubles appréciables; mais, sous l'influence d'une cause même légère, la gravité de la maladie se révèlera par un début brusque qui, d'emblée, mettra sa vie en danger: ce sont alors des accès d'arythmie, de tachycardie, d'oppression, de palpitations violentes qui reproduiront le tableau clinique de l'asthénie cardiaque. Ainsi que le dit Huchard « comme le cœur est à chaque instant dans un état d'imminence morbide, de dilatation ou d'affaiblissement en raison de l'obstacle apporté à son irrigation sanguine par ses vaisseaux nourriciers rétrécis ou oblitérés, on peut voir survenir rapidement tous les accidents d'une affection cardiaque qui n'avait jamais fait parler d'elle ou qui n'avait été ni soupçonné ni prévue.

En quelques jours, en quelques heures, le myocarde faiblit dans sa contraction et une crise d'asystolie aiguë éclate. Ici la maladie du cœur se révèle et se démasque par une attaque d'asystolie: elle commence, en un mot, par où finissent les affections valvulaires. »

Ici donc, comme dans les cardiopathies valvulaires, plusieurs phases: période hypersystolique au début, alors que l'artério-sclérose n'aura encore envahi que les artérioles et les petites artères périphériques ; période d'hyposystolie et d'asystolie quand la maladie se sera propagée aux gros troncs vasculaires et aux artères mêmes nourricières du myocarde. Dans la première phase, la résistance exagérée des artères périphériques à l'ondée sanguine amène l'hypertrophie de la fibre musculaire cardiaque, avec son cortège de symptômes déjà énumérés : bouffées de chaleur au visage, éblouissements, vertiges, tintements d'oreilles, angoisse thoracique, pouls fort et vibrant.

Comme dans le cas d'hypertension due à une lésion valvulaire, il y a indication immédiate de rétablir l'équilibre circulatoire. Une saignée de quelques centaines de grammes conjure la fluxion menaçante et quand la réplétion des vaisseaux se sera rétablie, cette émission sanguine pourra être répétée, malgré l'accusation portée à tort contre elle d'amener la dégénérescence cardio-vasculaire en troublant profondément la nutrition générale. — La seconde période nous ramène aux accidents de l'asystolie et nous savons de quel secours, dans ce cas, peuvent être les émissions sanguines.

Nous venons de voir que l'artério-sclérose, s'attaquant aux artères périphériques, puis à celles même du cœur ou inversement conduisait le malade au terme final de l'asystolie. Mais il est une autre variété que nous allons maintenant étudier brièvement et dans laquelle le cœur n'est pris que secondairement, la « rouille de la vie » s'attaquant d'abord spécialement aux artères d'un viscère, foie, rein ou poumon.

Variété cardio-pulmonaire. — Les relations qui existent entre le cœur et le poumon sont manifestes et l'influence réciproque de ces deux organes l'un sur l'autre ne fait pas de doute ; la stase, la congestion passive qui prennent naissance dans l'organe respiratoire toutes les fois que le cours du sang est gêné dans les veines pulmonaires et bronchiques ne reconnaissent d'autres causes que les sténoses, les insuffisances mitrales, les rétrécissements, les insuffisances de l'aorte ; les lésions droites peuvent avoir le même effet par une voie détournée, lorsqu'elles ont accru la pression dans le système cave au point de gêner la déplétion du ventricule gauche ; l'affaiblissement de l'impulsion cardiaque, dû à la dilatation passive, à la surcharge et à la dégénérescence graisseuse du cœur, est encore une autre cause de congestion pulmonaire. Inversement l'état morbide du poumon retentit sur le cœur et détermine son hypertrophie ; c'est la forme cardio-pulmonaire des cardiopathies artérielles. Dans cette catégorie de causes des lésions cardiaques rentrent un certain nombre de maladies chroniques, l'asthme, l'emphysème, amenant après elle le catarrhe chronique des bronches et reconnaissant pour point de départ la dégénérescence athéromateuse du système vasculaire de la petite circulation.

Par l'excès de travail qu'ils imposent au muscle cardiaque, en augmentant l'obstacle au cours du sang, ces états morbides ne tardent pas à amener l'hypertrophie et la dilatation du cœur droit d'abord, puis l'insuffisance et la dégénérescence du myocarde, avec, à leur suite, les accès d'asystolie aiguë. Ce sera alors le tableau que nous connaissons déjà avec l'indication thérapeutique bien nette : évacuation du trop plein vasculaire et soulagement du myocarde devenu insuffisant.

OBSERVATION (Winstel)

Le nommé L..., 67 ans, balayeur, entré à la salle X, lit 4.

Rien de particulier dans ses antécédents. Père et mère morts d'accidents. N'a jamais été malade, pas de rhumatisme antérieur, pas d'éthylisme. Entré une première fois à l'hôpital en 1893 pour traumatisme. Entré en décembre 1895 pour essoufflement et œdème des membres inférieurs. A l'auscultation emphysémie et bronchite généralisée. Œdème des membres inférieurs, ventre ballonné. Face cyanosée, lèvres bleuâtres. Extrémités refroidies. L'examen du cœur ne peut être fait complètement, tant est grande sa dyspnée. Le pouls cependant est petit, irrégulier, inégal et rapide.

Jugulaires dilatées. Pas de pouls veineux. Râles de congestion aux deux bases remontant jusqu'à la pointe de l'omoplate. Urines claires, abondantes, de néphrite interstitielle. Insomnie complète depuis plusieurs jours.

Saignée de 300 grammes. Pendant l'écoulement du sang le malade se sent mieux. Il respire plus facilement; le pouls est plus ample et moins dur. Le tracé sphygmographique montre bien, par la ligne d'ascension, que le pouls est plus ample. Avant la saignée T = 22 Après T = 18.

La nuit est assez bonne, il peut dormir quelques heures.

Le lendemain et les jours suivants l'amélioration se maintient, la dyspnée a disparu, il mange et dort bien. L'œdème des jambes a complètement disparu. Il sort de l'hôpital et reprend son travail pendant quelques jours.

Rentre le 26 décembre dans un état analogue. Cyanose; Œdème des membres inférieurs. Pouls dur, tendu, irrégulier et inégal. Insomnie. Traitement : Repos au lit. Régime lacté. Ventouses sur tout le thorax.

Les 26 et 28, pas d'amélioration notable. Le pouls est toujours filiforme.

28 Décembre, saignée de 300 grammes. Amélioration immédiate. Le pouls devient aussitôt plus ample; la dyspnée diminue. La cyanose des lèvres et de la face disparaît au fur et à mesure que le sang s'écoule. Nuit assez bonne.

Le lendemain les signes stéthoscopiques eux-mêmes ont complètement changé. La congestion qui remontait jusqu'à la pointe de l'omoplate n'existe plus que tout à la base. — Les jours suivants, l'amélioration s'est maintenue ; le malade s'est levé, a marché et s'est promené sans éprouver d'essoufflement.

Cet état reste stationnaire jusqu'au mois de mars. A cette époque les phénomènes d'asystolie recommencent Pouls irrégulier. Cyanose et refroidissement des extrémités. Œdème des membres inférieurs. En arrière du thorax diminution notable du murmure respiratoire. Râles de congestion jusqu'à la pointe de l'omoplate. Tension artérielle 21.

14 Mars, saignée de 350 grammes. Nouvelle amélioration immédiate. La dyspnée et la cyanose diminuent. T. à 15. Pouls plus ample et plus régulier.

Le 16, l'amélioration se maintient; encore quelques râles de congestion dominés par des ronchus et des sibilances. Urines 2.000.

17-26, amélioration progressive. L'œdème des jambes a complètement disparu; n'a plus d'essoufflement. Cet état se maintient pendant deux mois.

Au mois de mai, se sent de nouveau oppressé et présente encore tous les signes de l'asystolie. Cyanose et refroidissement des extrémités. Œdème des jambes, dyspnée intense. Urines plus rares. T à 22. Pouls imperceptible.

7 mai, saignée de 300 grammes. Le pouls redevient plus ample. T. à 17. La dyspnée diminue. 1/4 d'heure après sa saignée nous revenons près du malade, nous sommes étonné de ne pas le trouver, l'infirmier nous apprend qu'il est dans la cour avec d'autres malades.

Depuis cette dernière saignée l'état du malade reste assez bon. Il dort bien, il a bon appétit. La dyspnée ne s'est pas reproduite, et il se lève et se promène ; lui-même, du reste, aussitôt qu'il se sent oppressé, réclame une saignée qui lui fait disparaître ses accès d'oppression et le remet debout pour plusieurs semaines et même pour plusieurs mois.

Variété cardio-hépatique. — Les malades de la variété précédente entrent dans l'asystolie par le poumon; d'autres y arrivent par le foie ou par le rein. Le foie, comme l'a signalé Potain, joue un grand rôle dans les affections cardiaques, qu'il soit secondairement ou primitivement atteint, qu'il soit effet ou cause. Dans le premier cas, la lésion cardiaque est quelquefois peu avancée; le malade a quelques palpitations, il ne peut ni monter un escalier, ni marcher vite sans être essoufflé, l'œdème malléolaire est habituel, mais rien de tout cela n'est encore grave. Puis, voilà qu'à la suite de fatigues, d'excès de boissons, de repas copieux ou même sans cause appréciable, il éprouve des troubles digestifs, du ballonnement du ventre, une pesanteur au foie; il se plaint de douleurs vives à l'hypochondre droit. En l'examinant on constate une teinte subictérique des conjonctives et du visage, ictère vrai ou ictère hémaphéique. Le foie est volumineux et douloureux à la pression. Il n'y a pas d'ascite, mais un œdème marqué des membres inférieurs. Les urines, peu abondantes, sont d'une coloration rouge-brun; elles contiennent de l'urobiline, un pigment brunâtre; elles donnent la réaction de l'ictère hémaphéique.

C'est là le tableau du foie cardiaque, de la congestion passive du foie déterminée par un excès de pression dans les vaisseaux efférents (veines sus-hépatiques, veine cave) que cette stase soit due aux lésions de l'orifice mitral et de l'orifice tricuspide ou aux maladies du poumon qui diminuent le champ de l'hématose (emphysème, sclérose) — Dans l'autre cas, le cœur est indemne au début; c'est la lésion hépatique qui ouvre la scène, le foie, primitivement atteint, agit sur la circulation de la veine cave et amène la dilatation du ventricule droit avec l'insuffisance de la valvule tricuspidienne; c'est ce qu'on observe souvent dans les affections chroniques de cet organe et en particulier dans la cirrhose hypertrophique.

Quel traitement instituer en cette occurrence? Le malade en imminence d'asystolie est, en outre, sous le coup d'un autre danger : le foie, fonctionnant difficilement, élimine d'une façon incomplète toutes les toxines de la digestion. Il y a indication, alors, d'employer les déplétifs, purgatifs drastiques, médication lactée, mais, s'il y a intérêt à agir vite, si l'asystolie est menaçante, c'est encore à la saignée que l'on devra avoir recours.

OBSERVATION (Thierry)

Insuffisance mitrale et tricuspide. Foie congestionné
(Variété cardio-hépatique)

La nommée D... Adèle, 47 ans, journalière, entrée le 6 août 1887 salle Louis, N° 5. Antécédents héréditaires, rien de particulier ; son père et sa mère sont morts tandis qu'elle était encore en bas-âge.

Antécédents personnels : pas de rhumatisme ; bonne santé habituelle jusqu'au mois de janvier 87. Rhumes assez fréquents l'hiver sans symptômes particuliers et sans crachements de sang. Réglée à 12 ans, régulièrement 6 jours à chaque époque ; 4 enfants, pas de fausse couche. Très nerveuse. Pas d'attaques de nerfs proprement dites mais grande vivacité de caractère. Beaucoup d'ennuis, d'émotions, de tourments dans sa vie. Ne voit plus ses règles depuis le mois de janvier et c'est depuis ce moment qu'elle est plus souffrante. Auparavant, depuis quatre ou cinq mois elle s'apercevait d'une diminution très notable de ses règles à chaque époque. Depuis le mois de novembre 1886 la malade sentait un affaiblissement graduel de ses forces. Essoufflement en montant les escaliers. Palpitation. Un Peu d'œdème des membres inférieurs ; pas de toux.

Tous ces symptômes ont augmenté en janvier où elle fut obligée de prendre le lit à cause de palpitations violentes, d'essoufflement dès qu'elle faisait un effort, et d'œdème des jambes.

Entrée à Lariboisière dans le mois de mai, prend de la digitale, sort au bout d'un mois et demi améliorée ; mais au bout de trois mois les mêmes phénomènes se reproduisent et elle entre à Bichat dans le service de M. Huchard. Du 6 août au 20 octobre, époque à laquelle je vois la malade, elle a passé par des alternatives, tombant d'une période de mieux relatif à une période d'asystolie.

Le 20, face pâle, émaciée, lèvres rosées sans cyanose, pas de bourdonnements d'oreilles, pas d'étourdissements, vue un peu basse.

Au cœur, gros souffle d'insuffisance mitrale se propageant dans l'aisselle et aussi du côté droit du sternum. Arythmie. Souffle tricuspidien. Battements considérables des jugulaires qui ont le volume du doigt et qui sont tellement développées que le cou semble se soulever en masse.

Le foie occupe toute la région de l'hypochondre droit et toute la partie droite de l'abdomen, il dépasse sur la ligne mammaire le rebord des fausses côtes, de 17 centimètres environ ; on ne sent à sa surface ni inégalités, ni bosselure, pas d'ictère. Battements hépatiques considérables, appréciables même à la vue au creux épigastrique. Le foie semble se dilater en masse à chaque systole.

Congestion pulmonaire peu intense aux deux bases. Artères un peu dures, commencement de cercle sénile. La malade raconte qu'elle a eu de l'ascite, actuellement il n'y a pas de liquide dans l'abdomen. Les jambes, qui étaient enflées à son entrée à l'hôpital, ne le sont plus maintenant.

Le 24, grande oppression pendant la nuit. La distension des jugulaires est considérable. Foie énorme ; palpitations. Cyanose des lèvres. Pouls 120.

Saignée de 300 grammes. Quelques heures après l'amélioration commence.

Le 25, grande amélioration. La malade, qui ne pouvait reposer très longtemps à cause de son oppression et de ses palpitations, a passé une nuit excellente sans qu'on soit obligé d'user de calmants. Le pouls qui était à peine perceptible à cause de sa rapidité a aujourd'hui 84. Son foie a diminué d'une façon notable, évaluée à deux travers de doigts. Les battements hépatiques, pris au cardiographe, donnent une amplitude d'un tiers moins forte : du reste, par le palper, on peut très bien apprécier leur diminution.

Macération de digitale 0,20. Le 26, pouls 100, plus régulier, plus fort, les battements ont encore diminué.

Le 28, pouls 90, urines 2 litres 1/2. La malade se sent très bien, elle dort et n'a plus d'étouffements. Le pouls jugulaire a diminué, les veines n'ont plus que le calibre d'une plume d'oie.

Avant la saignée et la digitale on sentait très bien le bord tranchant du foie : après leur emploi, on ne sent plus ce bord moins net et moins limité. Le foie a encore diminué, il mesure cependant 13 centimètres au-dessous du rebord costal. Le ventre est très souple et le peu de liquide qu'il contenait avant la saignée a disparu. Pas d'œdème des jambes. Pas de cyanose des mains. Cœur assez régulier. Rien dans les poumons. 3 Novembre. Le mieux persiste. Pouls 92. Urines 1800 gr.

Le 5 pouls 110. Pas d'étouffements. Pas de palpitations. Le 12 pouls 140. Urines 1200 gr. Etat aussi satisfaisant que possible depuis.

Variété cardio-rénale. — Nous arrivons enfin à une dernière catégorie de malades, ceux dont la lésion a été primitivement localisée dans l'organe urinaire et qui forment la variété cardio-rénale de Huchard. De même que les lésions des orifices du cœur et la dégénérescence du myocarde retentissent sur le rein et produisent l'altération connue sous le nom de rein cardiaque, de même, les lésions rénales, le mal de Bright, ont sur le cœur une influence considérable. C'est surtout dans les néphrites à petits reins que les lésions et l'hypertrophie de l'organe central circulatoire acquièrent toute leur intensité. Ces lésions cardiaques, déjà entrevues par Bright et par Traube, se caractérisent par une hypertrophie quelquefois énorme qui atteint le ventricule gauche, ses parois et ses piliers et peut s'y développer en dehors de toute altération valvulaire bien que des lésions concomitantes d'endocardite chronique atteignant les orifices aortique et mitral puissent s'observer en même temps dans le cœur brightique. Parfois le ventricule droit, les autres parties du cœur et le cœur tout entier participent à l'hypertrophie, et il n'est pas rare que cet organe soit dilaté.

L'examen histologique révèle deux ordres de lésions : d'une part un développement considérable de tissu fibreux, en plaques, en travées, en réseaux et, d'autre part, une énorme hypertrophie de l'élément musculaire. Quant à la pathogénie du cœur brightique, elle est différemment interprétée. Deux théories sont en présence : l'une suppose que l'hypertrophie du cœur est tributaire de la lésion rénale ; l'autre admet que les lésions cardiaque et rénale sont indépendantes l'une de l'autre et relèvent d'une cause commune. Les partisans de la première hypothèse regardent l'hypertrophie cardiaque consécutive à la lésion rénale comme le résultat d'un excès de la tension artérielle (Potain).

Cet excès de la tension artérielle ne serait pas dû, comme le croyait Bright, à une élimination incomplète des matières excrémentitielles de l'urine, car cette insuffisance d'élimination n'élève pas la pression intra-artérielle (Potain) et cette explication s'accorderait mal avec le fait que l'hypertrophie est précisément plus considérable dans les cas de néphrite interstitielle où l'excrétion des principes solides de l'urine est peu modifiée (Senator). On ne saurait incriminer davantage le rétrécissement ou l'oblitération des artérioles rénales dans les reins atrophiés, car les expériences de Strauss ont prouvé qu'on peut lier les artères rénales sans augmenter notablement la pression artérielle et les faits cliniques témoignent parfois d'une hypertrophie cardiaque avancée à une époque où le rein n'est pas atrophié. Dans une seconde hypothèse on admet que le rein et le cœur subissent l'un et l'autre et simultanément l'influence d'une cause dominante, l'épaississement scléreux d'un grand nombre d'artérioles et de capillaires (artério-capillary fibrosis de Gull et Sutton). Cette lésion tiendrait sous sa dépendance la sclérose des reins, du cœur et des autres organes et d'autre part, l'élévation de tension artérielle due à l'obstacle qu'elle apporte au cours du sang provoquerait l'hypertrophie du ventricule gauche. Malgré l'opinion de Buhl, de Debove et Letulle qui rapportent l'hypertrophie cardiaque à une myocardite interstitielle avec lésions seléreuses, et la rendent avec la néphrite, tributaire de la fibrose artérielle généralisée de Gull et Sutton, Potain subordonne la lésion du cœur à celle du rein et pense que l'hypertrophie pourrait bien être le résultat d'une tonicité exagérée des petits vaisseaux, tonicité dont le rein serait, par action réflexe, le point de départ. Des expériences de Strauss, d'ailleurs, il résulte que les théories doivent être moins absolues : si, après avoir lié l'uretère d'un côté à un cobaye, on sacrifie l'animal quelques mois après, on trouve, en effet : atrophie scléreuse du rein opéré, hypertrophie rénale du côté opposé, hypertrophie cardiaque portant principalement sur le ventricule gauche, intégrité du myocarde hypertrophié et intégrité des artérioles ; ce qui prouve que l'hypertrophie du cœur peut succéder à la lésion rénale sans qu'il soit nécessaire d'invoquer une altération spéciale du myocarde ou une artério-sclérose généralisée.

Peu importent, d'ailleurs, les théories : ce qui est bien constaté, c'est que la pression artérielle est exagérée et le ventricule gauche du cœur hypertrophié. Nous savons en outre que la pression vasculaire est la mesure de l'effort excentrique du sang contre la paroi et que plus cet effort sera considérable, plus les frottements de la masse sanguine sur les vaisseaux seront accusés.

Il en résultera une cause incessante d'irritation qui aboutira tôt ou tard à l'inflammation lente des artères. En fin de compte, accidents de l'hypertrophie du cœur d'abord puis fatigue du myocarde et accidents imminents de l'asystolie. Il importe donc, dès ce moment, de ramener la pression artérielle à sa juste valeur et pour cela quels moyens employer? Les diurétiques, la digitale, l'iodure de potassium et la plupart des médicaments dépresseurs de cette tension seraient indiqués dans ce cas, mais l'imperméabilité des reins doit faire redouter les dangers de l'accumulation et les accidents d'intoxication consécutifs. Aussi est-ce encore à l'émission sanguine que l'on donnera la préférence ; une saignée de quelques centaines de grammes diminuera l'hypertension, fera cesser les accidents ou les préviendra et préparera en outre l'organisme aux médicaments artériels qui agiront alors d'autant mieux que leur action ne sera plus contrebalancée.

OBSERVATION (personnelle)

Th... Paul, 48 ans, corroyeur, entre le 15 janvier 1897, salle Ste-Catherine, n° 11, service de M. le professeur Combemale.

Rien de particulier dans les antécédents héréditaires :

père mort accidentellement ; mère encore vivante et en bonne santé ; plusieurs frères et sœurs bien portants.

Antécédents personnels : Scarlatine à l'âge de dix ans, pas de rhumatisme, un accident grave il y a 7 ans : le malade reçut dans l'œil droit un coup de crochet d'emballeur qui perfora la paupière et, après avoir produit une plaie intéressant la sclérotique et la choroïde, ressortit en entraînant une partie de l'iris au niveau du limbe scléro-cornéen. L'acuité visuelle de cet œil est cependant restée égale à 2/3. Ectropion du côté gauche.

Le malade, qui nie avoir jamais eu la syphilis, est un alcoolique : il n'a ni pituites ni tremblement bien marqué des mains et de la langue, mais il présente les douleurs musculaires à la pression et les cauchemars nocturnes.

L'affection pour laquelle il est entré à l'hôpital a débuté il y a environ deux mois par de l'œdème des membres inférieurs, œdème peu marqué à cette époque, survenant le soir et seulement au niveau des malléoles ; ce gonflement, malgré la sensation de fatigue prononcée qui l'accompagnait, n'empêchait pas le métier pénible d'emballeur auquel se livrait à ce moment notre malade.

Mais bientôt l'œdème fit des progrès : il envahissait successivement les jambes, les cuisses et jusqu'au scrotum, condamnant ainsi le patient au repos forcé ; en même temps se manifestaient avec plus d'intensité un certain nombre des phénomènes particuliers du mal de Bright qui n'avaient d'abord été remarqués que vaguement par le malade mais sur lesquels l'interrogatoire a rappelé son attention et qu'il se souvient avoir ressentis : pollakiurie, doigt mort, enflure des paupières, crampes des mollets, etc.

Enfin, il y a un mois non seulement l'œdème avait envahi les jambes, les bourses et la figure, mais il s'y était joint des palpitations violentes et une dyspnée persistante, s'aggravant au moindre mouvement ; en même temps la quantité d'urines émises diminua fortement.

A son entrée dans le service, la dyspnée et l'anxiété sont extrêmes. La parole est entrecoupée, la figure est bouffie, les lèvres cyanosées, les conjonctives injectées et les yeux larmoyants. Le moindre mouvement provoque des accès d'étouffement et le malade, dans l'impossibilité de se coucher, doit se tenir dans son lit assis contre une pile d'oreillers.

A l'auscultation on note : dans toute la partie inférieure des deux poumons, râles fins d'œdème pulmonaire. — Le cœur bat fortement ; son rythme est précipité et on perçoit un bruit de galop. Les artères superficielles sont flexueuses et rigides, roulant sous le doigt. L'œdème a envahi la paroi abdominale et il y a un degré d'ascite très appréciable. Le pouls, rapide, bat 120 fois à la minute, 40 respirations dans le même temps. L'urine, peu abondante, 350 grammes environ, contient une notable proportion d'albumine.

On prescrit le régime lacté, mais le lendemain, après une mauvaise nuit, surviennent des accès de suffocation. Les jugulaires sont dilatées, sans pouls veineux ; le foie, volumineux mais non douloureux à la pression, déborde les fausses côtes. La région lombaire est envahie par l'œdème. La quantité d'urines tombe à 200 grammes ; le pouls est à 100 ; la respiration à 35. La pression artérielle est fortement augmentée.

Le 27 janvier, état stationnaire ; le malade asphyxie lentement. On pratique alors une saignée de 350 grammes.

Dès le soir même l'amélioration est notable. La respiration, moins fréquente, devient plus facile. Urines 1000 grammes. La pression artérielle est considérablement baissée. Infusion de digitale 0,30 centigr.

Le 28, même état. Urines 1500 grammes. L'œdème rétrocède.

Le 29. Urines 2000 grammes.

Le 30. Suppression de la digitale. Urines 1300. Quelques accès de suffocation passagers. Pression artérielle stationnaire.

Le 2 février. La pression artérielle a de nouveau augmenté ; urines 800 gr. On prescrit Iodure de potassium 1 gr. 50 pour abaisser la tension vasculaire avant de prescrire la digitale.

Le 4, pression artérielle abaissée de nouveau. Urines 1200. Infusion de digitale 0,30 centigrammes.

Le 8, état stationnaire. Un peu de diarrhée. Moins de dyspnée. Diminution notable de l'œdème.

L'impulsion cardiaque est moins forte. Respiration facile. Palpitations rares.

Saignée dans les accidents gravido-cardiaques.

Aux variétés de cardiopathies artérielles que nous venons d'étudier, on pourrait ajouter une quatrième variété, la variété cardio-utérine. Mais la grossesse imprime au sang et au système vasculaire tout entier de telles modifications qu'il est préférable de résumer brièvement, dans un chapitre spécial, l'influence désastreuse que peut avoir sur les maladies du cœur cet état particulier de la femme et les bons effets que, dans certains cas, on peut encore attendre de la saignée.

Les modifications que la gravidité imprime au liquide sanguin portent sur sa quantité et sur sa qualité. L'augmentation de quantité de la masse du sang, démontrée par les pesées de Gassner et les expériences de Spiegelberg et Gschleiden, est encore confirmée par les caractères du pouls de la femme enceinte dont la plus grande fréquence et la plénitude, constatées cliniquement par Barnes, se retrouvent sur les tracés sphygmographiques de Marey, Lorain et Macdonald.

Les modifications dans la composition chimique ont été étudiées surtout par Andral et Gavarret, Becquerel et Rodier, Reynault. Le résultat des analyses fut le suivant : les globules sanguins diminuent de nombre, d'une façon peu marquée pendant les premiers mois mais beaucoup plus accentuée à la fin de la grossesse : de 127 grammes pour 1000 ils tombent à 111 et même 104. En revanche l'eau est en plus grande proportion : elle s'élève de 771 pour 1000 à 801 et jusqu'à 817. L'hémoglobine subit d'après Nasse, Quinquaud, une diminution constante, d'où affaiblissement du pouvoir respiratoire du sang. De même pour l'albumine, le fer et les sels du sérum. Au contraire, la fibrine, diminuée pendant les premiers mois, augmente progressivement à partir du sixième mois. Pour ce qui est des gaz du sang, l'oxygène, se fixant sur les globules, diminue de quantité avec eux et l'acide carbonique, qui se dissout dans le sang grâce aux phosphates, devient avec eux plus abondant.

En réalité, la femme enceinte, comme le croyaient les anciens, devient pléthorique, mais c'est une pléthore spéciale ; une pléthore avec hydrémie et abaissement du chiffre des globules. Il n'en est pas moins vrai que cette pléthore expose la femme grosse à des mouvements congestifs vers les organes importants et par conséquent, à des accidents graves.

Le cœur est modifié par la grossesse ; pour beaucoup d'auteurs cette modification consiste en une hypertrophie. C'est Larcher qui, le premier, a parlé de l'hypertrophie du ventricule gauche chez les femmes enceintes; d'après lui, l'épaisseur des parois de ce ventricule augmente d'un quart au moins et d'un tiers au plus. L'opinion de Larcher vient d'être confirmée par les recherches de Beau et de Ducrest. Blot, par ses pesées, et Duroziez, par la percussion, sont arrivés à des résultats analogues. Quant aux causes de cette hypertrophie, elles diffèrent avec les auteurs : les uns invoquent l'augmentation de la tension aortique par suite de la compression que l'utérus gravide exerce sur l'aorte; Les autres font intervenir l'adjonction à l'appareil circulatoire général du système vasculaire utéro-ovarien. Ce système, rendant la circulation plus difficile et plus lente, le cœur est obligé de fonctionner plus activement et c'est pourquoi il s'hypertrophie.

Enfin, malgré l'avis de Gerhardt, Friedreich, Letulle, Niemeyer, la plupart pensent que la principale cause de cette hypertrophie consiste dans l'accroissement notable de la masse du sang. Le cœur a plus de liquide à mouvoir, par conséquent plus de travail à fournir et, comme tous les muscles surmenés, s'hypertrophie. Cette hypertrophie, d'ailleurs, n'est pas admise par tout le monde; Letulle n'y veut voir que de la dilatation. On remarque que les opinions les plus diverses ont été émises au sujet des modifications imprimées au cœur par la grossesse. Mais, quelle que soit la nature des changements subis par l'organe central de la circulation, simple déplacement, hypertrophie ou dilatation, leur existence est capitale et fait comprendre pourquoi la plupart sinon l'unanimité des affections cardiaques sont aggravées par l'état de gestation.

C'est encore aux mêmes causes qu'il faut attribuer les modifications du pouls qui est plus dur, plus développé et souvent plus fréquent qu'à l'état normal (Tarnier et Chantreuil). Les tracés sphygmographiques de P. Longe montrent que les inflexions des phases systolique et diastolique sont moins accusées, le sommet plus ou moins aigu de la pulsation est remplacé par un plateau arrondi et légèrement descendant.

Du côté des veines on observe de la stase, se manifestant par des hémorrhoïdes, de l'œdème et des varices des membres inférieurs, du vagin, de la vulve, etc.

Tous ces troubles apportés par la grossesse dans l'appareil circulatoire sont, pour ainsi dire, physiologiques et ne forment qu'une modalité passagère dans un organisme profondément ébranlé; mais, chez certaines femmes, ils deviennent assez marqués pour qu'il soit permis de se demander avec Marty si c'est à la fin de la physiologie ou au commencement de la pathologie qu'il faut placer le gravidisme; dans d'autres cas, enfin, ils sont si intenses, persistant même après l'accouchement, qu'ils rentrent franchement dans le cadre de la pathologie. Voyons rapidement l'influence de la grossesse sur le développement des affections du cœur puis sur les cardiopathies préexistantes.

La question de savoir si la grossesse peut suffire à faire naître une affection cardiaque est délicate : rien n'est plus difficile que de déterminer exactement quelle part revient à l'état gravidique dans le développement d'une affection du cœur. Il semble bien résulter, cependant, d'un certain nombre d'observations publiées par Porak dans sa thèse d'agrégation, puis par Olivier, Bernheim, Bucquoy, que l'hypertrophie, qui disparaît d'habitude rapidement après l'accouchement, peut devenir permanente à la suite de plusieurs grossesses. De même Lebert, Cohnstein, Spiegelberg ont rapporté des cas où la dégénérescence graisseuse du myocarde avait été constatée à l'autopsie. On comprend toute l'importance de ces altérations du muscle cardiaque qui conduisent rapidement la malade vers l'asystolie.

Si l'accord n'est pas fait entre les auteurs sur le point qui précède, il n'en est pas de même au sujet des complications qu'apporte la grossesse aux cardiopathies préexistantes. Ces accidents gravido-cardiaques ont été remarquablement décrits par Péter. Qu'une femme atteinte, par exemple, d'insuffisance mitrale, devienne enceinte, qu'arrivera-t-il? « Le sang, dit Peter, rétrograde à travers l'hiatus de l'insuffisance, et sous une plus forte pression, puisque le ventricule est hypertrophié, et en plus grande quantité, puisqu'il en circule davantage.

De sorte que, de proche en proche (de l'oreillette gauche dans les veines pulmonaires et de celles-ci dans les vaisseaux capillaires de l'hématose), il se produit une stase sanguine dans tout le système de la circulation pulmonaire, par excès de pression rétroactive et surabondance de liquide, à la pléthore pulmonaire physiologique de la grossesse s'ajoutant la pléthore morbide récurrente de l'insuffisance mitrale; d'où il suit que les accidents pulmonaires qui, chez la femme grosse dont le cœur est sain, ne dépassent jamais certaines limites, peuvent prendre et prennent de graves proportions chez celles dont le cœur est malade ». Ces accidents gravido-cardiaques, que Porak a classés en quatre catégories, se traduisent tantôt par de simples troubles de l'innervation cardiaque, palpitations, dyspnée, tantôt par des troubles pulmonaires (œdème) ou par des phénomènes congestifs qui peuvent se produire vers tous les organes.

En se répétant sans cesse, ces accidents finissent par diminuer la tension dans les artères, augmenter au contraire celle des veines ; de son coté le myocarde surmené faiblit, la compensation n'est plus suffisante et, à un degré plus avancé, survient l'asystolie avec son cortège symptomatique habituel.

De tout ce qui précède, résulte évidemment que le gravidisme exerce sur les affections préexistantes du cœur une action désastreuse. De leur coté, les cardiopathies retentissent de la manière la plus fâcheuse sur la marche de la grossesse. Elles provoquent l'avortement, l'accouchement prématuré, déterminent des altérations placentaires, la mort du fœtus, et agissent même plus tard sur la santé des nouveau-nés. Les statistiques de Porak, Budin, Pinard montrent que l'accouchement avant terme ou l'avortement ont lieu environ dans les 2/5es des cas.

En résumé on voit que les cardiopathies créent un double danger ; elles compromettent la santé de la mère et menacent le produit de conception. Il est donc du devoir du médecin de mettre en œuvre tous les moyens dont il dispose pour prévoir les accidents lorsqu'il est consulté à temps et pour y remédier quand ils sont déjà déclarés.

La prophylaxie des accidents gravido-cardiaques est tout entière contenue dans la loi de Peter que nous avons déjà citée ; aux jeunes filles cardiaques, interdire le mariage, aux femmes mariées déconseiller la grossesse. Le traitement palliatif ou curatif, moins difficile à imposer, se réduit presque totalement à la méthode spoliatrice. Les observations classiques de Peter en sont une preuve convaincante et ce clinicien dit, à ce propos : « on ne conçoit guère l'expectation en pareille circonstance : deux malades auxquelles, platoniquement, Hecker ne fit rien, moururent ; la malade de Pulegnat et la mienne, que nous saignâmes, guérirent. » De son côté, Rivière, qui a étudié la question, arrive aux conclusions suivantes : « Chez une gravidique atteinte, au moment où l'accoucheur est appelé près d'elle, d'accidents cardiaques aboutissant déjà ou près d'aboutir à l'asystolie, la provocation artificielle de l'accouchement est rarement indiquée d'emblée ; la saignée agit mieux et plus vite, aidée par une action énergique sur les poumons (oxygène), les reins (lait), l'intestin (purgatifs, désinfection intestinale).

Chez une gravidique atteinte d'accidents cardiaques légers, on peut, par le même traitement, enrayer les accidents, rendre possible, facile ou relativement peu pénible la fin de la grossesse, et sauvegarder la vie de la mère en amenant celle du fœtus. » Rappelons, d'ailleurs, pour exemple, l'une des observations de Peter où l'on verra que la saignée, dans une première grossesse, conjura des accidents menaçants d'asystolie et, employée à propos, permit d'en mener à bien une seconde.

« Dans la soirée du 31 décembre » dit Peter, « j'étais appelé pour une femme enceinte de cinq mois et atteinte de bronchite, mais d'une bronchite avec allures telles que M. Campbell, son accoucheur, avait jugé opportun de me faire intervenir. Quand j'arrivai, la maladie datait de vingt-quatre heures à peine et déjà les lèvres étaient un peu cyanosées et la respiration très fréquente. Des râles muqueux fins s'entendaient nombreux dans la poitrine.

Réduit à mes seules forces, tenant compte du

péril de la situation et malgré la grossesse, ou plutôt à cause d'elle, je prescrivis une potion kermétisée à la dose de quarante centigrammes. Le lendemain matin la malade allait mieux sans qu'il y eut eu de vomissements et l'on crut devoir, sur un avis contraire au mien, diminuer la dose de kermès. Quelques heures après on me rappelait en toute hâte, la malade suffoquait ; le pouls, filiforme, battait plus de 150 à la minute et la respiration, orthopnéique, 60 fois dans le même temps. Une pluie de râles sous-crépitants s'entendaient du haut en bas de la poitrine dont la sonorité était restée normale. Les crachats muco-salivaires étaient remplacés par des crachats sanglants et non rouillés : la voix était presque éteinte et la vue troublée comme par un voile. C'était le catarrhe suffocant arrivé, en moins de trois heures, à la phase d'asphyxie confirmée.

J'appliquai immédiatement une quarantaine de ventouses sèches, puis des ventouses scarifiées, sans succès appréciable. Je pratiquai alors au bras une saignée abondante ; elle fut bienfaisante ; son premier effet fut de rendre la vision et la perception externe plus nettes, de faire disparaître le vertige et les bourdonnements d'oreilles. La face pâlit, les lèvres devinrent un peu moins cyanosées mais la respiration ne fut pas aussi rapidement améliorée que l'innervation cérébrale ; la dyspnée diminua peu à peu mais fort lentement. La situation étant toujours grave, un vomitif fut administré et l'amélioration commencée par la saignée fut définitive. L'hémoptysie et la dyspnée allèrent toujours en diminuant et la malade put alors parler autrement que par signes. Le lendemain elle accouchait d'un enfant mort et quelques jours après elle entrait en convalescence.

La rapidité d'évolution des accidents n'était point celle d'une phlegmasie franche, pneumonie ou bronchite, mais bien d'une congestion pulmonaire rapidement suffocante. Seulement, quant à la cause première de ces accidents, elle m'était restée inconnue, n'ayant ausculté la malade qu'au milieu du bruit des râles du catarrhe suffocant et n'ayant pu la revoir après que ce tapage avait cessé.

Deux ans et demi plus tard j'étais appelé de nouveau auprès de cette malade ; les mêmes accidents s'étaient reproduits dans le cours d'une grossesse arrivée au 5e mois, c'est-à-dire à une époque où le sang du fœtus commence à avoir une certaine masse. Mais, prévenus par le mari, les médecins avaient renouvelé la médication instituée la première fois. La malade avait été copieusement saignée. Aussi quand j'arrivai, 24 heures après le début des accidents, l'expectoration sanglante avait-elle presque cessé ; mais on entendait encore des râles dans la moitié postérieure et inférieure des deux poumons ; il y avait encore un peu de dyspnée.

Vivement intrigué par cette répétition d'une congestion pulmonaire double avec hémoptysies dans le cours d'une grossesse, j'auscultais la poitrine, lorsque, tout à coup, j'entendis un bruit morbide qui donnait la solution du problème. C'est du cœur que venait tout le mal. Dans la région sous-mamelonnaire s'entendait au premier temps du cœur un souffle rude, presque râpeux et le deuxième bruit était dédoublé. Une insuffisance mitrale existait et c'était la maladie du cœur qui, la grossesse aidant, causait la congestion pulmonaire et l'hémoptysie. J'appris alors que la jeune dame de 24 ans avait eu un rhumatisme articulaire aigu à l'âge de dix ans. La lésion cardiaque était restée latente pendant 12 ans, et le silence morbide n'avait été rompu qu'à l'occasion de deux grossesses successives.

Le premier résultat de la médication énergique opportunément suivie (la saignée) fut que les accidents asphyxiques immédiatement conjurés ne prirent pas les proportions de la première attaque congestive, l'enfant ne fut pas asphyxié dans le sein maternel et l'accouchement eut lieu à terme, normalement. »

Un cas rapporté par Putegnat n'est pas moins probant : il s'agit d'une jeune fille de 28 ans, atteinte d'insuffisance aortique. Au huitième mois et demi de la grossesse, l'accouchement eut lieu après un travail de quelques heures. « Pendant la première des trois dernières contractions utérines, un râle trachéal est devenu très bruyant, et, après la naissance de l'enfant, l'asphyxie de la mère fut portée à un haut degré ». La figure, le cou, les membres étaient cyanosés et couverts de sueurs, le nez et les extrémités commençaient à se refroidir; M. Putegnat, appelé, constate des râles muqueux de haut en bas, en arrière et en avant, dans les deux poumons. Les battements du cœur sont si fréquents et si tumulteux et le pouls si petit, mou et inégal qu'on ne peut les apprécier justement. M. Putegnat « pratique une saignée du bras de 350 gr. et extrait le délivre qui est tombé dans le vagin. » L'amélioration fut rapide et le lendemain l'accouchée avait repris sa gaieté; son visage amaigri présentait encore une nuance de cyanose mais il n'y avait plus que quelques râles fins et sous-crépitants à la base.

On pourrait multiplier ces exemples et pour cela il suffirait de prendre au hasard quelques-unes des si nombreuses observations que Peter a publiées sur ce sujet, mais les deux que nous venons de citer sont assez démonstratives pour prouver la nécessité d'une intervention médicale dont l'énergie devra être proportionnée à la gravité des accidents et pour nous autoriser à prescrire une saignée de trois à quatre cents gr. au cours des troubles gravido-cardiaques; cette médication aura le double avantage de s'opposer à l'avortement probable et de faire cesser immédiatement, quand les complications pulmonaires sont redoutables, les symptômes si menaçants pour la vie de la mère.

En dernier recours, au cas de péril suprême

et d'insuccès de la médication spoliatrice, on aura recours au traitement obstétrical ; l'avortement étant le plus souvent heureux pour la mère et parfois le seul moyen de faire cesser les accidents, le médecin sera autorisé à pratiquer l'accouchement prématuré artificiel.

Nous avons vu quel rôle peut jouer la saignée dans les affections du cœur ; nous avons essayé de montrer, par quelques observations, les grands services que peuvent rendre les émissions sanguines dans les cardiopathies, non seulement à la période d'asystolie mais même au début et aux différentes phases de leur évolution. Etudions maintenant une autre catégorie de faits où les résultats obtenus ne sont pas moins probants et où l'efficacité de cette méthode thérapeutique ne saurait davantage être mise en doute, nous voulons parler des accidents de l'intoxication urémique.

Émissions sanguines dans les accidents urémiques.

Contre les accidents dus à l'intoxication urémique, la méthode des émissions sanguines a été la plus anciennement connue ; de tout temps, en face des troubles graves provoqués par cet état particulier du sang, qui, selon la formule concise de Jaccoud, est devenu urineux, l'ouverture de la veine a été regardée comme étant la plus rationnelle et celle qui donnait les meilleurs résultats. Cette pratique s'est d'ailleurs conservée jusqu'à nous et la plupart des auteurs contemporains parmi lesquels Bouchard, Landouzy, Lécorché, Talamon, etc., conseillent fortement ce moyen thérapeutique dès que l'urémie a commencé à se manifester. Dieulafoy va même plus loin et voudrait qu'on l'appliquât non seulement au traitement des accidents convulsifs aigus, mais encore aux cas de moyenne intensité.

Il serait superflu de rappeler ici en détail toutes les théories qui ont été émises pour expliquer les accidents de l'urémie. Toutes rapportent la maladie à une intoxication du sang. Mais quel est le principe toxique ? C'est là que commencent les divergences. Dans l'urine de ces malades, l'urée se trouve en proportion moindre qu'à l'état normal. L'excrétion de cette substance devenant insuffisante, le sang en contient bientôt une quantité exagérée. Cette accumulation insolite a été considérée pendant longtemps et par de nombreux auteurs comme la véritable cause des accidents. Cependant des objections sérieuses ne tardèrent pas à être faites; Simpson, par exemple, cite des analyses faites par Christison et Douglas de sang d'urémiques où il fut impossible de découvrir une quantité anormale d'urée. Devilliers et Renaut, Wurtz et Berthelot, Gubler, etc., ont cité des faits du même genre. D'ailleurs, l'urée est-elle toxique ? Les auteurs ne sont pas d'accord sur ce point, et si Hammond, Treitz, Zalesky disent oui, beaucoup d'autres, Begier, Freerichs, Brown-Séquard répondent non. En 1815 Freerichs propose une nouvelle théorie d'après laquelle ce n'était plus l'urée, mais le carbonate d'ammoniaque qui était l'agent d'intoxication; ce corps naîtrait dans le sang par suite de l'oxydation de l'urée sous l'influence d'un ferment particulier. On a fait à cette théorie, modifiée par Treitz et Jacksch, des objections importantes. D'abord, selon Hyppolitte, le sang contient du carbonate d'ammoniaque à l'état normal, comme le prouvent les analyses de Dumas et Picard, et il faudrait, d'après les expériences de Spiegelberg et Rosenstein, une augmentation considérable du taux ordinaire pour produire des accidents. Feltz et Ritter, eux, incriminent la rétention dans l'appareil circulatoire des sels potassiques normalement entraînés par l'urine, ce qu'ils appellent la potassiémie, tandis que, pour Schottin, ce sont les matières extractives non éliminées par l'urine et accumulées dans le sang qui sont les seules coupables. Jaccoud, reprenant la question dans ses Cliniques de la Pitié, dit, à propos d'un cas de ce genre : « Indépendamment de son intérêt clinique, le fait que nous venons d'étudier a une grande importance au point de vue de la pathogénie générale de l'urémie et, en raison de sa netteté exceptionnelle, il suffirait, pour prouver la justesse des objections que j'ai opposées, il y a tantôt vingt ans, aux théories absolues qui incriminent dans l'intoxication urémique telle ou telle substance à l'exclusion de toutes les autres. Voyez comment les choses se sont présentées chez notre malade : l'urine était très rare, donc rétention d'eau ; dans cette urine rare tous les éléments normaux étaient en déficit et cela dans une proportion considérable ; donc, tous les éléments de l'urine, sans exception, c'est-à-dire l'urine en bloc, étaient retenus dans le sang, le sang était urineux ; or, si, parmi ces éléments, il y en a d'innocents, d'autres en bon nombre sont toxiques à des degrés divers, chacun pour son compte, et il n'y a aucune raison pour attribuer les accidents plus spécialement à l'un ou à l'autre de ces poisons.

L'intoxication résulte de la rétention de l'urine dans le sang, voilà la vérité, non seulement pour notre observation, mais pour toutes celles dans lesquelles l'analyse complète de l'urine démontre une rétention totale. Dans les cas de cet ordre, on peut se faire une idée du degré de l'altération du sang en mesurant la quantité d'urée qui y est contenue; car, puisque le rétention porte sur la totalité des éléments, il est évident que tous les autres présentent une accumulation proportionnelle, c'est-à-dire, par exemple, que si l'urée du sang est dix fois le chiffre normal, les autres matériaux urinaires sont également au décuple du chiffre physiologique. C'est en ce sens que le chiffre de l'urée du sang peut donner la mesure de l'altération urineuse totale du liquide. » Plus récemment, M. Gauthier, après Schlagdenhaufen et Moursou, a attiré l'attention sur des alcaloïdes toxiques naissant physiologiquement dans nos tissus et s'éliminant normalement par les reins. Que, pour une raison quelconque, ces leucomaïnes ou ptomaïnes s'accumulent dans le sang et des accidents morbides éclatent. Enfin M. le professeur Bouchard ne cherche plus seulement dans l'urine mais dans chacun de nos actes chimico-biologiques la cause des troubles urémiques. Ses recherches l'ont amené à cette conclusion que les poisons fabriqués par l'organisme avaient une quadruple origine : 1° l'alimentation ; 2° la désassimilation des éléments anatomiques ; 3° la bile ; 4° des putréfactions intestinales s'accomplissant aux dépens des résidus organiques de la digestion. Ceux-ci, sous l'influence des micro-organismes que contient toujours le tube digestif, produisent des alcaloïdes toxiques. Dans ce système, l'urémie est donc un empoisonnement complexe; que les reins soient devenus trop peu perméables ou bien que, ces organes restés parfaitement intacts, la quantité des poisons introduits ou fabriqués dans l'économie soit trop considérable et ne puisse être totalement éliminée, les accidents urémiques se déclarent.

Quoi qu'il en soit de toutes ces théories, nous n'en retiendrons qu'un fait, c'est que l'intoxication urinaire, que l'intoxication soit produite par des injections d'urine dans le système veineux d'un animal ou par la rétention des substances toxiques chez l'homme dont les reins sont malades, cette intoxication est due à une altération passagère du sang, à l'introduction dans ce liquide nourricier de substances plus ou moins nocives, en un mot, à ce que, comme l'a depuis longtemps indiqué Jaccoud, le sang est devenu urineux.

Cet empoisonnement du sang a pour résultat la production des troubles urémiques, si nombreux et si variés, que la séméiologie a classés en trois grandes catégories : l'urémie cérébrale, à forme convulsive, délirante ou comateuse ; l'urémie dyspnéique et l'urémie gastro-intestinale. Contre ces accidents qui peuvent mettre en quelques heures la vie du malade en danger, le traitement par les émissions sanguines donne des résultats qui parfois tiennent du prodige. De nombreuses observations sont là pour le prouver, dont nous citerons plus loin quelques-unes. Disons toutefois, dès maintenant, que, suivant la forme clinique que revêt l'intoxication urémique, ces résultats varient considérablement et que c'est surtout contre les symptômes dyspnéiques que la saignée montre toute son efficacité.

Quant à savoir comment nous devons concevoir cette remarquable action de la soustraction sanguine, l'interprétation n'est pas sans difficulté. Lisons, sur ce point, ce qu'écrivait le professeur Jaccoud dans ses Cliniques de la Pitié : « On a dit que la saignée est utile parce qu'elle enlève directement une portion des matériaux toxiques contenus dans le sang ; je ne veux pas nier absolument l'influence de cette soustraction, mais il est facile de voir qu'en raison de sa faible proportion, elle ne peut expliquer l'effet produit. Je pense qu'il faut tenir compte, avant tout, de l'action mécanique de la saignée sur la circulation générale ; elle l'active par la déplétion vasculaire, qui rend plus efficace la contraction propulsive du cœur ; ce qui est vrai de la circulation générale l'est aussi des circulations locales et notamment de celle des reins ; sous l'influence de cet accroissement d'activité, la sécrétion devient plus facile, plus abondante et, s'il y a obstruction rénale, cette obstruction peut être vaincue au moins dans une certaine mesure ».

On le voit, Jaccoud, tout en reconnaissant l'action de la soustraction des toxines, la considère comme de peu d'importance et admet surtout le rôle mécanique de la saignée. Et cependant le premier facteur n'est pas à dédaigner, ainsi qu'il résulte d'un travail du professeur Bouchard sur les matières extractives. Dans ce travail, Bouchard a montré que 1600 grammes d'urine normale excrétés dans les 24 heures par un sujet adulte renferment 0,50 de ces matières extractives, chiffre égal à celui qu'enlèverait de l'économie une émission de 30 grammes de sang, tandis qu'il faudrait 150 grammes de sécrétion alvine liquide ou 100 litres de sueur pour arriver au même résultat.

Peu importent, d'ailleurs, au praticien les théories émises pour expliquer le rôle bienfaisant, dans l'urémie, des émissions sanguines ; ce qu'il considère avant tout, ce sont les résultats obtenus, et ces résultats ont été, souvent, merveilleux, presque toujours excellents. Nous ne saurions ne pas citer comme exemple, avant les nôtres, une observation que le professeur Jaccoud a recueillie, entre beaucoup d'autres, dans son service. Il s'agit d'un garçon vigoureux de six ans et demi, amené Salle Jenner, à la Pitié. « Cet enfant était malade depuis cinq heures de l'après-midi. Ce jour-là, il avait été à l'école comme tous les jours précédents et n'avait ressenti aucune incommodité. Rentré chez lui, il avait eu, peu de temps après, des frissons, de la fièvre, s'était plaint d'être gêné pour respirer, d'avoir des douleurs dans le bas du dos et avait présenté, dès lors, une grande agitation.

Vers le soir, les parents avaient remarqué de la bouffissure des paupières et de l'enflure de la face. T. = 38°,6. Le lendemain, aggravation considérable : respiration fréquente, T. = 40,2 ; la bouffissure de la face a augmenté et il y a une légère infiltration au scrotum et à la face interne des jambes. Les douleurs de reins persistent ; du reste, pas de vomissements, pas de symptômes abdominaux, pas de troubles cérébraux : l'examen des poumons et du cœur est entièrement négatif. L'urine est très rare et elle est chargée de sang et d'albumine ; elle se prend littéralement en masse par l'addition d'acide nitrique...... Le diagnostic est évident, il s'agit d'une néphrite diffuse aiguë et il y a eu, dès les premières heures, une accélération de la respiration, indice d'une urémie imminente..... Donc le 31 janvier, au matin, c'était un dimanche, il était dans l'état que je vous ai dit, avec sa température de 40.2, sa dyspnée et son œdème en progrès.

M. Netter prescrit très justement 10 grammes d'eau-de-vie allemande avec autant de sirop de nerprun et le régime lacté absolu est institué le même jour. Le drastique produit d'abondantes évacuations ; à la suite, le malade est moins anxieux, la respiration est un peu moins pénible, il y a un soulagement réel ; le soir, la température est de 39,2, la nuit est moins agitée que la précédente.

Le lendemain, 1er février, je vois l'enfant : l'œdème est en voie de diminution mais la dyspnée a repris la même intensité que la veille, la respiration est pénible, très fréquente et très brève. Je m'assure de l'intégrité du cœur et du poumon, et, certain qu'aucune altération matérielle n'est la cause de cette gène respiratoire, j'annonce que le malade est dans un état de danger imminent, parce qu'il est sous le coup de l'urémie aiguë, dans sa forme la plus redoutable, la forme dyspnéique. L'urine est, comme le premier jour, très rare, chargée d'albumine et de sang. J'ajoute au lait les inhalations d'oxygène à trente litres par jour et je prescris les ventouses sèches sur le thorax et les membres inférieurs. L'après-midi, l'état est plus grave; la température qui, le matin, était de 38,6, est, à une heure et demie, de 40,2 ; à trois heures et quart de 40,8 ; l'agitation, la dyspnée s'accroissent vers le soir. — L'urémie, démontrée dès le 1er février par les phénomènes cliniques, l'est également par l'analyse de l'urine : la quantité pour 24 heures = 250 gr. -- D = 1027. — Urée pour 24 h. 2 gr. 56 — Chlorures 0,91 — Acide phosphorique 0,26 — Albumine-sérine 5 gr. 15. — Les matières extractives dosées en bloc avec l'acide urique ne donnent que 0 gr. 79. — La créatine et la créatinine ont pu être reconnues qualitativement, mais elles étaient en trop petite quantité pour être dosées. Cette urine présente donc une altération totale constituée par la diminution énorme de tous les éléments ; de là, dans le sang, une accumulation proportionnelle portant, elle aussi, sur l'ensemble des éléments de l'urine ; le sang est devenu urineux.

Le jour suivant, 2 février au matin, nous constatons d'abord un phénomène des plus remarquables, c'est une superbe défervescence de 3 degrés 4 dixièmes. T. = 37, 4. En tant que processus pyrétogène, la néphrite est à son terme, mais il n'en résulte aucun soulagement ; l'urémie qu'elle a provoquée est là, menaçant le malade avec la même puissance ; la dyspnée est bruyante, il y a un fort tirage épigastrique et une dilatation active des narines. L'examen des poumons est toujours négatif. Le lait et l'oxygène que l'enfant prend très bien sont maintenus ainsi que les ventouses sèches et je donne un second drastique aux mêmes doses que l'avant-veille. Le soir, T. = 37,6.

Après une accalmie qui ne dure pas, nous constatons, le 5 au matin, une anxiété extrême ; la respiration est à 72 et je suis d'autant plus inquiet que le rôle des drastiques est évidemment terminé, puisque les effets de celui qui a été administré le 3 ont persisté dans la journée du 4, ce qui n'a pas empêché l'aggravation produite dans la nuit du 4 au 5 ; comme pourtant la fréquence respiratoire n'atteint pas le chiffre extrême de l'avant-veille, je me décide à temporiser quelques heures encore avec le lait et l'oxygène et je conviens, avec M. Netter, qu'il pratiquera dans l'après-midi, une saignée générale, si l'état du malade est aussi mauvais que le matin.

Cette éventualité s'est réalisée : à quatre heures la dyspnée est encore accrue, le chiffre des inspirations est de 80, la face est cyanosée, les extrémités sont froides, l'agitation est extrême, la suffocation imminente. Conformément à nos conventions, M. Netter fait une saignée de 200 grammes ; ainsi qu'il arrive lorsque ce moyen héroïque est nettement indiqué, le soulagement est immédiat et tient du miracle ; le calme remplace l'agitation, si bien que lorsque, une heure après, M. Netter revient au lit de l'enfant, il le trouve endormi. Les jours suivants le bénéfice de la saignée persiste, le mieux se confirme, la respiration est calme, à 32, l'urine ne présente plus la coloration sanglante, l'enfant a repris toute sa gaieté. Jaccoud termine par ces mots : « Sans me laisser arrêter par l'âge de l'enfant, j'ai fait faire une saignée de 200 grammes ; le résultat, vous l'avez vu, a tenu du prodige et il a été le signal d'une amélioration solide qui ne s'est plus démentie. »

OBSERVATION (personnelle)

Urémie dyspnéique

S..., Philomène, 27 ans, ménagère, entrée le 16 février 1897, salle Ste-Clotilde, lit 19, pour une violente dyspnée et pour un œdème considérable des membres inférieurs.

Ses antécédents héréditaires ne présentent aucune particularité intéressante : son père est mort de tuberculose, sa mère d'infection puerpérale et de ses quatorze frères ou sœurs, dix ont été emportés en bas âge par la méningite ou la péritonite tuberculeuses.

Comme antécédents personnels on ne relève aucune maladie infectieuse et pas de syphilis. La malade a eu deux grossesses, la première, normale, il y a 6 ans. Pendant la seconde, qui date de dix-huit mois, elle a présenté une albuminurie intense mais sans accidents éclamptiques.

C'est lors de cette dernière grossesse qu'ont commencé à se manifester, légers à cette époque, les troubles qui amènent aujourd'hui la malade à l'hôpital. Ces accidents, dont elle a conservé un très net souvenir, permettent de poser le diagnostic rétrospectif de mal de Bright. Ils consistaient en pollakiurie, céphalalgie frontale très intense, crampes dans les mollets, secousses électriques, cryesthésie, bourdonnements d'oreilles, mouches volantes, bouffissure des paupières et des malléoles, en un mot, presque tous les signes que Dieulafoy a décrits sous le nom de petits accidents du brightisme. L'analyse des urines n'a pas été faite à cette époque, mais il est probable qu'elle eût démontré la présence d'une certaine quantité d'albumine comme cela a été constaté d'ailleurs, pendant la seconde grossesse, point de départ de la maladie actuelle.

En même temps que ces marques d'une affection rénale, la malade souffrait de lésions pulmonaires graves. La toux qui a débuté chez elle il y a deux ans, a progressivement augmenté et s'est accompagnée des symptômes ordinaires de la tuberculose : crachats striés de sang au début, puis nummulaires, sueurs nocturnes abondantes, amaigrissement considérable, non réapparition des règles bien que la malade n'ait pas allaité son enfant, et enfin vomissements après les repas avec diarrhée abondante.

C'est au milieu de cet état qu'elle supportait tant bien que mal sans jamais consulter de médecin, que notre malade fut prise, il y a deux jours, à la suite d'un refroidissement pendant un travail de nuit, des accidents graves qui l'amènent dans nos salles.

A son entrée on constate les signes suivants : la malade, la face bouffie et congestionnée, est en proie à la dyspnée la plus intense ; la respiration a pris le type de Cheyne-Stokes. Le pouls est irrégulier, petit et donne plus de 100 pulsations. Les membres inférieurs sont le siège d'un œdème marqué qui a envahi les organes génitaux externes et la paroi abdominale; il y a un léger degré d'ascite.

A l'auscultation on constate aux sommets les signes de tuberculose dont la malade est atteinte depuis deux ans : submatité avec craquements humides et souffle. Aux bases, les deux temps de la respiration sont absolument couverts par une pluie de râles d'œdème pulmonaire — dans toute la hauteur et, disséminés, râles ronflants et sibilants — pas de manifestations pleurales.

Les crachats, abondants, sont spumeux, très aérés et contiennent quelques stries sanguinolentes.

L'auscultation du cœur, très difficile à cause des nombreux bruits qui encombrent la poitrine, montre cependant deux temps sourds sans bruits anormaux.

Les urines, foncées et peu abondantes, ne contiennent pas d'albumine.

On a donc affaire ici à une brightique en plein accès d'urémie, forme pulmonaire, et on a recours sans tarder au traitement approprié.

Le 17 février, six ventouses sont appliquées en arrière, à la base du thorax, et on pratique une saignée de 250 grammes. On prescrit le régime lacté et une potion avec caféine 0,50 centigrammes.

Dès le soir même, l'état de la malade, sous l'influence de ce traitement, s'améliore considérablement ; la dyspnée est moins intense, la congestion de la face a diminué et le pouls s'est relevé ; il est beaucoup moins rapide et moins dépressible.

Le 18 février, lendemain du début de la médication, l'état général est très satisfaisant : la cyanose et la bouffissure de la face ont disparu ; la respiration a repris le rythme normal ; le pouls a diminué de fréquence et augmenté d'amplitude ; l'auscultation révèle encore la présence de râles d'œdème aux bases mais beaucoup moins abondants — les urines ne contiennent toujours pas d'albumine.

Le 1er mars, l'amélioration persiste. La malade, qui était toujours au régime lacté, passe au régime mixte. L'accès de dyspnée urémique ne s'est pas reproduit. L'œdème de la face et des membres inférieurs a disparu de même que la plupart des petits signes du brightisme. Seuls, la céphalalgie, les bourdonnements d'oreilles, les crampes musculaires ont persisté ; un léger œdème des paupières se montre encore le matin, au réveil. A l'auscultation on ne retrouve plus que quelques rares sous-crépitants aux bases, plus les signes de tuberculose du sommet. Le pouls est redevenu normal.

L'analyse des urines donne : albumine 0. — Urée par litre 8 gr. avec un volume de 1300 c/c. en 24 heures.

Le malade sort le 8 mars.

OBSERVATION (personnelle)

Urémie comateuse

Duj..., Pierre, 52 ans, commissionnaire, est apporté le 1er mars 1897, salle Sainte-Catherine, lit 11, dans un état apoplectiforme complet.

Ses antécédents héréditaires ou personnels sur lesquels on l'a interrogé ultérieurement ne présentent aucune particularité intéressante. Pas de maladies infectieuses antérieures ni de syphilis, mais le malade est un artério-scléreux ; ses artères, flexueuses, sont dures et roulent sous le doigt ; il est d'ailleurs, de par son métier, sollicité à faire de nombreuses libations quotidiennes consistant surtout dans l'absorption de bière et de genièvre, le matin, à jeun ; aussi présente-t-il la plupart des signes de l'alcoolisme chronique : pyrosis, pituite, tremblement des mains, douleurs musculaires, rêves et hallucinations.

La crise urémique qui l'amène à l'hôpital l'a surpris le 26 février dernier, c'est-à-dire deux jours avant son entrée ; à la suite d'un de ces refroidissements auxquels l'expose fréquemment sa profession, le malade fut pris d'un violent point de côté, à gauche, avec frisson intense, fièvre et crachats striés de sang ; en même temps survint une toux fréquente accompagnée de dyspnée. Le malade dut s'aliter, mais, son état s'aggravant rapidement, on l'amène dans nos salles, le troisième jour.

L'examen pratiqué à ce moment nous le montre dans un état de torpeur complet, ne répondant pas aux questions qu'on lui pose, insensible aux excitations cutanées, la face pâle, la peau chaude, la langue sèche, rugueuse et noire, les dents fuligineuses. Le pouls, petit et rapide, est mou et dépressible. La respiration est sifflante et entrecoupée de quintes de toux assez fréquentes. Les selles, que le malade laisse aller sous lui, sont liquides et fétides. L'urine est peu abondante. Il n'y a ni incontinence ni rétention.

L'examen de la poitrine, difficile à pratiquer, donne les signes suivants : sonorité normale à la percussion ; à l'auscultation, nombreux râles sibilants, ronflants, dans toute la hauteur des poumons, avec sous-crépitants aux bases ; pas de point de localisation spécial.

Les bruits du cœur sont lointains et sourds.

Sur tout le corps, mais principalement à la face interne des membres inférieurs et sur la poitrine, sont disséminées des pétéchies ; au niveau de la malléole externe, du côté droit, large ecchymose de la dimension de la paume de la main.

On institue immédiatement le traitement, ventouses sur le thorax, potion de Todd, et on pratique une saignée de 250 grammes.

Une légère amélioration se manifeste. La dyspnée paraît moins intense et le malade sort de son état comateux ; il reste cependant dans une torpeur très forte, mais il entend maintenant les questions posées, sans toutefois y répondre.

Le lendemain, 3 mars, à la visite du matin, on le retrouve dans l'état où on l'a apporté la veille. On fait alors une nouvelle saignée de 250 grammes et on applique des ventouses sur le thorax. Cette médication est suivie, après quelques heures, d'une amélioration considérable. Le coma disparaît, le malade reprend connaissance ; la respiration devient beaucoup plus facile ; le pouls est plus fort. Le malade peut absorber une petite quantité de lait.

Le 5 mars l'amélioration a persisté. Le régime lacté a été institué. L'état général est bon. L'auscultation ne révèle plus dans les poumons que quelques râles sibilants disséminés et de rares sous-crépitants aux bases. Le pouls, un peu rapide, est ample et régulier. Les urines ont augmenté de quantité et contiennent des traces d'albumine.

Le 10 mars, le malade, encore faible, commence à se lever et réclame des aliments solides ; on lui continue le régime lacté en permettant quelques potages aux pâtes et au pain. Dans la soirée du 12 mars, sans cause appréciable, mais probablement parce qu'il s'est fatigué et refroidi en descendant au chauffoir, il est pris d'épistaxis abondantes, de céphalalgie et de douleurs vives dans la région hépatique. A la visite du lendemain il raconte que ses épistaxis ont duré toute la nuit ; on constate, en effet, qu'il a souillé de sang plusieurs mouchoirs ; il est en proie à une oppression légère et ses douleurs dans l'hypochondre droit sont assez vives. On voit, en explorant le foie, que cet organe est assez volumineux, dépassant d'environ deux travers de doigt le rebord des côtes, sans changement de limite supérieure ; il est, en même temps, douloureux à la pression. Le pouls a perdu de son amplitude. On prescrit le repos absolu au lit ; prises d'antipyrine et application d'un vésicatoire sur la région hépatique. Le 13 mars, la sœur du service nous fait chercher à la salle de garde pour une épistaxis plus abondante qui, d'ailleurs, est arrêtée assez facilement ; mais nous constatons que le malade est dans un état de faiblesse assez prononcé ; sa face et ses lèvres sont pâles, son pouls petit et presque filiforme ; il se plaint de vertiges. Nous lui faisons alors dans la fesse une injection de 350 grammes de sérum artificiel. Au bout de quelques heures son pouls s'est relevé et les épistaxis n'ont pas reparu.

A partir de ce moment, le malade voit son état s'améliorer progressivement sans nouvel incident. Dès le 20 mars on le met au régime mixte. Il présente encore cependant quelques signes, léger œdème des jambes, céphalalgie et bourdonnements d'oreilles, mais ses urines sont devenues abondantes et ne contiennent que des traces d'albumine.

OBSERVATION (personnelle)

Urémie gastro-intestinale

D..., Irma, 23 ans, dévideuse, entre le 20 mars 1897, salle Ste-Clotilde, lit 8, pour œdème des jambes.

Rien de particulier dans les antécédents héréditaires. Père en bonne santé ; mère morte de tuberculose pulmonaire.

Comme antécédents personnels : scarlatine à 6 ans, rougeole et broncho-pneumonie consécutive à 8 ans.

Dès l'âge de 13 ans, développement considérable des ganglions du cou, de chaque côté, suivi d'ulcération et de suppuration : traitement par la cautérisation au naphtol camphré.

Apparition des règles à 18 ans. Menstruation régulière depuis mais peu abondante.

L'affection dont souffre actuellement la malade l'a déjà amenée une première fois à l'hôpital en février dernier ; dévideuse de lin et exposée pendant toute la journée au froid humide, elle fut prise, à cette époque, de douleurs lombaires vives et constata qu'elle avait la partie inférieure des jambes fortement gonflée.

Cet œdème, qui existait déjà depuis quelque temps, mais auquel elle n'avait pas pris garde jusque-là, lui paraissant anormal, elle entra dans le service du professeur Combemale : on constata alors, à l'examen, un œdème étendu aux deux membres inférieurs jusqu'à la racine des cuisses. Les poumons sont le siège d'une légère congestion déterminant un peu de gêne respiratoire. L'analyse des urines donne : Vol. 1400. — Albumine 7 gr. 5 par litre. — On prescrit le régime lacté absolu et le repos complet au lit.

L'amélioration ne tarde pas à se manifester ; l'œdème diminue progressivement et la malade sort, sur sa demande, en assez bon état.

Le 20 mars, à peine sortie de trois semaines, elle sollicite de nouveau son admission, pour des accidents plus graves que la première fois. Malgré le conseil qu'on lui avait donné de suivre quelque temps encore le régime lacté, elle s'était mise, aussitôt rentrée chez elle, au régime commun de la famille. Aussi l'œdème ne tarda-t-il pas à reparaître, accompagné de troubles digestifs intenses.

A sa rentrée, on constate, en effet, les symptômes suivants : L'œdème s'étend comme précédemment à la totalité des membres inférieurs. Il existe, à la région lombaire, de vives douleurs spontanées et exaspérées par la pression. La malade se plaint de palpitations assez fortes et depuis la veille de son entrée elle est en proie à des vomissements répétés, qui se reproduisent à intervalles assez rapprochés et qui, après avoir été, au début, alimentaires, sont maintenant sanguinolents et douloureux. En même temps s'est établie une abondante diarrhée séreuse ; la malade a eu plus de dix selles depuis la veille. La respiration est difficile ; le pouls inégal, irrégulier, petit. Les bruits du cœur sont sourds. Aux poumons, des râles de bronchite disséminés.

L'urine contient, au milieu d'une gangue de mucus, une assez grande quantité de cylindres granuleux sur lesquels on trouve parfois quelques cellules épithéliales ; de très rares cylindres hyalins ; assez nombreux globules de pus agglomérés sous forme de cylindres ; cellules épithéliales du rein isolées.

On prescrit le régime lacté exclusif et on administre caféine 0,40 centigr. Le lendemain, la situation n'a pas changé ; les vomissements sanguinolents persistent et la diarrhée ne s'est pas améliorée. La dyspnée est un peu moins vive.

On pratique alors une saignée de 350 grammes. L'amélioration est rapidement sensible ; dès le soir, les vomissements, après avoir progressivement diminué de fréquence, cessent complètement; pendant la nuit la malade ne doit réclamer le vase que deux ou trois fois; le pouls reprend un peu de force.

Le 23 mars, l'état général est assez satisfaisant; plus de diarrhée. L'œdème rétrocède; la respiration est facile, le pouls meilleur. Par contre, on note une tuméfaction assez forte de la chaîne ganglionnaire cervicale du côté gauche. Les urines sont plus abondantes.

Le 1er avril, quelques vomissements glaireux et réapparition de la diarrhée. Diminution des urines.

Le 2 avril, apparition d'un érysipèle de la face. La malade sort, réclamée par sa famille.

Au reste, cette efficacité de la saignée ne se constate pas seulement au cours des trois grandes formes, gastro-intestinale, cérébrale et dyspnéique de l'urémie. En dehors de ces formes plus ou moins tapageuses, nous rencontrons fréquemment des accidents beaucoup moins bruyants, frustes, pour ainsi dire, à côté desquels on passe bien souvent sans les apercevoir. Eh bien, dans ces cas, là encore les émissions sanguines peuvent produire des effets remarquables. Nous en donnerons plus loin des exemples, mais, avant de citer nos observations, voyons ce que dit, dans une clinique de la Charité, le professeur Landouzy: « Nous avons, depuis quelques mois, dans nos salles, une femme âgée de 40 ans, atteinte d'accidents urémiques et notamment de céphalées, de douleurs de tête fronto-pariétales, d'insomnie continuelle, etc. Le seul traitement qui la soulage, ce sont de petites émissions sanguines ou l'apparition des règles. De temps en temps, enfin, survient de la dyspnée, dyspnée urémique et quelquefois aussi un peu de coma. A ce propos, je voudrais consacrer cette leçon à une étude des accidents urémiques si fréquents, beaucoup plus fréquents qu'on ne le dit dans les livres.

En ville, bien des malades continuent à vaquer à leurs affaires alors qu'ils sont déjà en proie à des phénomènes suburémiques restés inconnus. Ainsi, l'année dernière, j'étais consulté par un malade à la respiration oppressée, à la parole difficile, qu'il attribuait à une série de bronchites successives.

Le moindre refroidissement, selon lui, déterminait de la dyspnée. Or, l'examen du thorax ne révélait rien; les poumons étaient parfaitement sains, le cœur était à peine le siège d'une très légère hypertrophie. Mais, par contre, ce malade était polyurique et la densité de ses urines, légèrement opalescentes, marquait seulement 1004. Il existait un peu de néphrite interstitielle et sa pseudo-bronchite allait de petites poussées en petites poussées légères, sans fièvre, dont le point de départ était l'organe rénal.... Un autre fait est celui d'une jeune femme depuis longtemps malade par suite de l'existence d'un corps fibreux de l'utérus qui donnait lieu à des hémorrhagies effroyables et fréquentes.

Cette femme souffrait de névralgies extrêmement

douloureuses que l'on considérait comme dues à l'anémie profonde dans laquelle ses hémorrhagies l'avaient plongée. Mais elle avait parfaitement remarqué que ses douleurs névralgiques ne se manifestaient que dans l'intervalle des métrorrhagies. Dès lors il était facile de comprendre qu'elles étaient dues à une urémie menaçante, résultant du développement de son corps fibreux vers la partie postérieure du bassin et de la compression qu'il exerçait sur les uretères. Les urines rendues s'élevaient à quatre litres par jour et avaient une densité de 1004.

L'urémie, comme vous le savez, peut se cacher sous les formes larvées les plus différentes et les accidents qu'elle détermine sont corrélatifs d'une insuffisance fonctionnelle rénale, d'une insuffisance de la dépuration urinaire..... Le hasard, en matière d'urémie, peut parfois nous servir. C'est lui, qui, chez la femme au fibrome utérin, nous a montré que ses névralgies cessaient sous l'influence des hémorrhagies utérines; c'est lui qui, chez un homme porteur d'hémorrhoïdes, nous a appris que les accidents urémiques diminuaient chaque fois que ses hémorrhoïdes saignaient.

C'est lui également qui nous montrera l'heureuse influence du retour des règles, supprimées depuis plusieurs mois, chez une jeune femme de la ville, goutteuse de par ses ancêtres, atteinte de néphrite interstitielle, souffrant de névralgies épouvantables et plongée dans le coma.

La mort paraissait imminente lorsque, tout à coup, on la voit revenir à la vie et chacun de crier au miracle tandis que le véritable miracle était une métrorrhagie spontanée telle que cette jeune fille était baignée dans le sang.

De tous ces faits, que résulte-t-il ? C'est que le meilleur traitement des accidents urémiques consiste dans l'émission sanguine ; je dis des accidents urémiques et non pas de la néphrite parenchymateuse ou interstitielle... En résumé, de tous les moyens préconisés contre les accidents urémiques, l'émission sanguine est le plus certain et le plus rapide au point de vue du résultat. »

OBSERVATION (personnelle)

Manifestations suburémiques.

Desr..., Désiré, 58 ans, journalier, entre le 11 mars 1897, salle Ste-Madeleine, lit 4, pour des troubles variés qu'on peut attribuer en partie à une néphrite chronique dont il est atteint, en partie aux lésions scléreuses multiples qu'il présente. C'est, en même temps, un prostatique et un emphysémateux.

Ses antécédents héréditaires sont peu intéressants : sa mère est morte du choléra, son père d'une infiltration d'urine. Ses antécédents personnels sont plus chargés : on y trouve une poussée d'ostéomyélite à 13 ans, une pleurésie à 22 ans, enfin une congestion pulmonaire double il y a 4 ans.

Ce malade tousse depuis plusieurs années avec une recrudescence pendant les mauvaises saisons ; son examen thoracique donne tous les signes de l'emphysème, thorax globuleux à sonorité exagérée, diminution du murmure vésiculaire, etc. Il se plaint en même temps des accidents de l'ypertrophie prostatique : fréquence nocturne des envies d'uriner, dysurie et, au toucher rectal, on constate une tuméfaction notable des deux lobes latéraux de la prostate, un peu plus marquée du côté gauche.

Cet homme est, de plus, un alcoolique ; pendant sa jeunesse il s'est livré à de fréquentes et abondantes libations ; il possède d'ailleurs le tremblement des mains, les cauchemars avec sensation de chute et vision d'animaux, la pituite matinale. Enfin il présente un certain nombre des signes du brightisme ; pollakiurie et polyurie, crampes dans les mollets, fourmillements dans les membres, secousses musculaires.

Il se plaint plus particulièrement de certains symptômes pour lesquels il s'est d'ailleurs décidé à entrer à l'hôpital ; ce sont des accès de céphalalgie frontale et pariétale qui le tourmentent presque quotidiennement, un œdème des malléoles et des paupières qu'il constate le matin, au réveil ; des oppressions, légères il est vrai, mais répétées qui se produisent après le moindre refroidissement, des crampes douloureuses qui le réveillent la nuit et sont pour lui une cause d'insomnie.

C'est contre tous ces petits accidents qui ne sont, en somme, que des accidents pour ainsi dire frustes de l'intoxication urémique, que l'on se décide à pratiquer une saignée assez copieuse, de 300 grammes environ.

Dès le soir même l'amélioration est manifeste : la céphalalgie, qui s'emparait d'habitude de notre malade vers la fin de la journée, n'est pas apparue comme de coutume ; les crampes douloureuses ne l'ont plus tenu en éveil et pendant les quelques jours suivants le malade, qui se surveillait et évitait le froid, il est vrai, n'a plus eu d'accès d'oppression.

Cette amélioration évidente ne s'est malheureusement pas maintenue plus de trois semaines; au bout de ce laps de temps sont réapparus la plupart des accidents primitifs. On fait alors une nouvelle saignée de 250 grammes et l'on constate de nouveau la disparition presque complète des accidents; on prescrit en même temps un régime lacté plus absolu que la première fois.

Le malade sort quelques semaines après sans avoir vu revenir les signes d'urémie qui l'avaient amené.

OBSERVATION (personnelle)

Phénomènes suburémiques et congestifs de la tête

Mat..., Henri, 41 ans, typographe, entre le 31 mars 1897, salle Ste-Madeleine, lit 1, se plaignant de douleurs névralgiques dans les membres inférieurs.

Antécédents héréditaires peu intéressants. Comme antécédents personnels, diphtérie à trois ans, rougeole à 8 ans ; à 17 ans congestion pulmonaire. Le malade n'a pas eu la syphilis ; il nie toute habitude alcoolique et ne présente d'ailleurs aucun des signes de l'intoxication éthylique, mais par contre, c'est un intoxiqué par le plomb ; son métier de typographe le met en rapport journalier avec les caractères d'imprimerie dans la composition desquels entre ce métal, et il présente, de ce saturnisme, le tremblement des mains, le liseré des gencives ; il a d'ailleurs souffert déjà à plusieurs reprises de coliques de plomb.

C'est, en même temps, un brightique, et il porte un certain nombre des stigmates : pollakiurie, bourdonnements d'oreilles, mouches et points noirs devant les yeux, crampes dans les jambes et autres symptômes atténués d'urémie dont il se plaint plus particulièrement depuis quelque temps et pour lesquels il entre aujourd'hui dans le service.

Depuis deux mois environ, le malade accuse, en effet, des congestions céphaliques fréquentes consistant en bouffées de chaleur au visage, battements dans les tempes, céphalalgie intense des régions temporale et pariétale ; il existe en même temps des vertiges fréquents qui l'obligent à se coucher. De plus, il y avait dans les membres inférieurs des crampes musculaires très douloureuses. L'auscultation du cœur et du poumon ne révélait rien d'anormal.

Le malade, dès son entrée, avait été mis au régime lacté et avait vu, par ce moyen, s'amender considérablement la plupart des symptômes dont il se plaignait.

Cependant, le 12 avril, sous une influence indéterminée, il fut pris d'un accès de congestion céphalique plus intense que de coutume : au moment de la visite, on le trouve la face congestionnée, les conjonctives injectées et les yeux larmoyants, se plaignant de céphalalgie violente, de battements de tempes et de tintements d'oreilles intolérables. On pratique alors une saignée de 300 grammes. A peine le sang a-t-il jailli de la veine que le malade déclare se trouver mieux; il a en effet le visage moins rouge et il constate que sa céphalalgie diminue rapidement. A la contre-visite du soir on le retrouve dans son état tout à fait normal.

Huit jours après, le malade sort sans avoir présenté aucun phénomène morbide nouveau. Les urines sont normales.

A côté des cardiopathies et de l'intoxication urémique, qui contribuent pour la plus large part au triomphe de la médication spoliatrice, il est un autre genre d'affection, fréquente, elle aussi, où la méthode des soustractions sanguines trouve un nombre important de ses succès ; cette affection, c'est la pneumonie.

Saignée dans la pneumonie. — Le traitement par les émissions sanguines de la pneumonie aiguë a été, pour ainsi dire, en faveur à toutes les époques ; les Anciens n'en connaissaient guère d'autres et, selon Vinay, Hippocrate, dans son livre du Pronostic, déclare qu'il y a tout lieu de concevoir la plus vive appréhension lorsque, dans les maladies aiguës du poumon, ce moyen thérapeutique n'a pas amené de résultat. C'était également l'opinion de Celse, de Galien et de leurs disciples qui, comme pour les autres applications de la phlébotomie d'ailleurs, continuèrent, en les réglementant, les pratiques du père de la médecine. Après eux, Sydenham, Grimaud et la plupart des chirurgiens du siècle dernier usèrent largement des émissions sanguines dans les inflammations aiguës du poumon. Ce n'est qu'au commencement de ce siècle que cette médication commença à être délaissée malgré toute l'autorité de Bouillaud, qui en était partisan convaincu et qui avait cherché à la soumettre à des règles à peu près fixes. La méthode de Bouillaud fut, en effet, à cette époque, vivement attaquée par Louis, Chomel et surtout Grisolle qui montrèrent, statistiques en mains, tout le tort qu'il y avait à subordonner le traitement de la pneumonie à une précision rigoureuse, déterminant d'avance le nombre des saignées à faire et la quantité de sang à retirer. Quoiqu'il en soit de ces discussions, il n'en reste pas moins que, malgré la chute du procédé de Broussais et de Bouillaud, on ne cessa pas d'avoir recours à la saignée dans la pneumonie et ce fut toujours la pratique des grands cliniciens français, d'Andral, de Chomel, de Louis, de Laënnec et de Grisolle. Dans ces dernières années, ce mode de traitement de la pneumonie tend de plus en plus à rentrer en faveur, surtout en Belgique et en Allemagne, où Dyes, Hufeland, Wilhelmé, Scholz et particulièrement Schubert se sont attachés à la remettre en honneur. M. Borlée, allant plus loin, ne craint pas de déclarer dans une séance de l'Académie de Médecine de Belgique qu' « on n'a jamais observé dans la pneumonie une mortalité aussi grande que de nos jours. Les journaux de médecine et les journaux politiques ne nous apprennent-ils pas que des adultes, mais surtout des hommes arrivés à un certain âge, atteints de fluxion de poitrine, succombent en quelques jours parce qu'on hésite à pratiquer des soustractions sanguines. On objectera que les conditions ne sont plus les mêmes, que les constitutions sont anémiques ; c'est, je crois, une profonde erreur. Certes, on retrouve encore aujourd'hui des pneumonies à marche franchement inflammatoire ; quand la pneumonie est accompagnée de réaction vasculaire, d'oppression, la saignée est indiquée, sinon la pneumonie peut passer au deuxième puis au troisième degré et la mort s'ensuit inévitablement. »

Au reste, quels que soient les arguments pour ou contre la saignée, il est un fait incontestable, c'est qu'après une soustraction de sang un peu copieuse, la température s'abaisse; comme le dit M. Lépine dans son article sur la pneumonie « il y a une détente, une sensation de mieux être que le malade accuse spontanément. Le point de côté, si pénible pour lui, a disparu; l'oppression a diminué; et ce n'est pas seulement au point de vue des sensations subjectives que l'on peut considérer l'effet de la saignée comme analogue aux phénomènes d'une crise; l'urine, en effet, renferme en proportion exagérée de l'urée (Daue) et surtout de l'acide phosphorique (Lépine), elle prend donc le caractère de l'urine critique ». Cette rémission, toutefois, n'est que momentanée. Ce n'est qu'une pseudo-crise; après quelques heures, la température remonte quelquefois à un niveau supérieur à celui qu'elle atteignait avant la saignée; pour éviter cette rechute, il faudrait, suivant la pratique de Bouillaud, répéter les soustractions sanguines à intervalles assez rapprochées pour que la recrudescence n'ait pas le temps de se produire, « méthode logique, mais d'une logique trop implacable et qui ne vient à bout de la maladie qu'en épuisant le malade. La méthode des saignées coup sur coup n'a plus pour cela qu'une valeur historique et ne semble pas devoir se relever jamais du discrédit où elle est tombée. Mais, sans imiter les excès fâcheux dont elle s'est rendue coupable, ne doit-on pas pratiquer au moins une émission sanguine générale à un pneumonique si on est appelé à le traiter dès début de sa maladie ? Les adversaires systématiques de la saignée accordent qu'elle n'est pas sans utilité tant que l'exsudat n'est pas formé (Bennett). Or l'exsudat d'une pneumonie ne se fait pas tout d'un coup ; une vaste hépatisation ne s'opère pas tout d'un bloc, mais par poussées ; donc une saignée faite le troisième et quelquefois le quatrième jour n'arriverait pas trop tardivement pour exercer une influence sur le processus de l'exsudation ». Malgré l'avantage qu'ils en retireraient, beaucoup de médecins ne saignent pas dans ce cas, même au début, parce que les émissions sanguines ont le défaut d'appauvrir le sang en matériaux plastiques, ce qui nuit à la convalescence, et en hémoglobine oxygénifère, ce qui accroît la menace d'asphyxie et augmente le surmènement du cœur. « Je ne suis touché, dit M. Lépine, que dans une certaine mesure par l'argument qu'on tire de l'appauvrissement du sang en matériaux plastiques ; car, avant d'avoir souci de la convalescence, il faut songer à la cure ; et quant au prétendu surmènement du cœur qui doit être la conséquence de la diminution de l'oxygène du sang, je fais quelques réserves, car rien ne démontre qu'après une saignée amenant la détente observée, les tissus réclament la même quantité d'oxygène que pendant la fièvre.

Quant à la diminution de l'oxygène du sang après une saignée copieuse, je la crois incontestable » et Lépine cite à l'appui de cette dernière opinion une expérience de Jurgensen et Küfner : ces auteurs enlevant par la fémorale à un chien à jeun le quart de son sang, 100 volumes de ce sang renfermaient 24 volumes d'oxygène. 72 heures après, pendant lesquelles l'animal avait continué de jeûner, ils ne trouvent plus, par une nouvelle saignée, que 12,8 volumes d'oxygène pour 100 volumes de sang. « Mais c'est gratuitement qu'on suppose qu'une soustraction d'oxygène est pernicieuse à un fébricitant. Rien ne le démontre et même les recherches de P. Bert ont déjà prouvé que l'oxygène est loin d'être un agent inoffensif puisque des accidents d'intoxication terribles surviennent chez un animal en santé à un certain degré de sursaturation du sang. Aussi l'idée qu'une certaine soustraction d'oxygène dans le cas de phlegmasie, agisse d'une manière favorable comme antiphlogistique, ne me paraît avoir, à priori, rien d'irrationnel. » Lépine regarde comme plus sérieux un argument exposé par Jaccoud, à savoir qu'une profonde atteinte à l'organisme du pneumonique augmente les chances qu'a la phlegmasie de passer à l'hépatisation grise et, de ce fait il considère la saignée comme « une arme à deux tranchants qui blesse mortellement si elle n'est pas bien maniée.» Cependant il cite deux observations de pneumonies suffocantes au troisième jour où la phlébotomie lui a donné de merveilleux résultats. Avant lui, aussi, Andral avait écrit : « Les émissions sanguines sont plus utiles encore dans cette maladie que dans les autres ; elles n'agissent pas seulement comme dans les autres inflammations, elles ont de plus l'avantage de diminuer directement la quantité du sang qui, dans un temps donné, doit traverser le poumon pour y être soumis au contact de l'air ; elles diminuent donc l'activité de ses fonctions et concourent de cette manière à guérir la pneumonie, de même qu'on guérit une ophthalmie en s'opposant à l'exercice de la vision et un rhumatisme en prescrivant le repos. »

Comment agit la saignée dans ces circonstances ? son rôle est-il uniquement antiphlogistique ou bien, comme le veut Andral, diminue-t-elle simplement l'activité du poumon ; ou bien encore, selon Peter, ne fait-elle que provoquer l'anémie de l'organe enflammé, d'une part la contracture vasculaire due à la diminution de pression ralentissant le cours du sang (par résistance à l'ondée cardiaque : le cœur, étant obligé de se contracter plus violemment, le fait avec moins de fréquence dans un temps donné) et d'autre part le calibre des petits vaisseaux pulmonaires étant amoindri, tant par la diminution de tension que par l'excitation des centres nerveux qui succèdent aux pertes de sang. Il est probable que toutes ces causes agissent en même temps ou tout au moins plusieurs d'entre elles. En outre, maintenant que nous connaissons la pneumonie maladie infectieuse, c'est-à-dire maladie générale s'attaquant plus spécialement au poumon, mais pouvant atteindre les autres organes, le cœur, les reins, le cerveau, les plèvres, etc., nous pouvons attribuer à la saignée un autre rôle, celui d'agent épurateur du sang.

Quoi qu'il en soit, d'ailleurs, des théories, nous avons observé plusieurs cas de guérison de pneumonie chez des malades saignés et nous allons relater un fait où ce mode de traitement a été employé à l'exclusion des autres et avec un succès complet.

OBSERVATION (personnelle)

Pneumonie

Fr..., Jean-Baptiste, 16 ans, ébéniste, entre le 20 mai 1897, salle Sainte-Catherine, n° 11, en proie à une vive dyspnée.

Ses antécédents héréditaires ne présentent comme particularité que ceci : sa mère est morte de tuberculose pulmonaire.

Comme antécédents personnels, une fièvre typhoïde à 12 ans et rien de plus. L'affection qui l'amène à l'hôpital a débuté il y a trois jours. A la sortie d'un bal, le malade, qui était en sueur, reçut pendant une demi-heure environ une pluie assez forte. Rentré chez lui, il fut pris brusquement d'un frisson intense avec sensations de chaleur et de froid successives, claquements de dents, tremblement ; puis survint, après quelques heures, un violent point de côté à droite accompagné de vomissements; en même temps s'établissait une toux fréquente et le malade dit avoir, à ce moment, rendu des crachats rouges. C'est alors qu'il entre dans le service.

A l'examen on note les signes suivants : visage congestionné, lèvres cyanosées et pommettes colorées, injection des conjonctives ; dyspnée intense avec 35 respirations par minute — pouls fort et rapide : 130 pulsations à la minute, — langue sèche et pâteuse ; vésicules d'herpès assez nombreuses sur les commissures des lèvres — constipation.

Les urines sont peu abondantes, troubles, laiteuses, ne contenant pas d'albumine.

La température atteint 39,2 le matin et est montée la veille au soir à 39,8.

A l'exploration physique, tous les signes de la localisation pulmonaire à la base du poumon droit : submatité avec augmentation des vibrations thoraciques ; bronchophonie et souffle tubaire au niveau de l'angle inférieur de l'omoplate. Rien d'anormal au cœur.

Les crachats contiennent du Talamon-Fraenkel.

Le lendemain de son entrée, c'est-à-dire à la fin du troisième jour de sa pneumonie, on fait au malade une saignée de 300 grammes. Quelques heures après l'amélioration est manifeste : la dyspnée a considérablement diminué, au point que l'on ne compte plus que 25 respirations à la minute ; le pouls est tombé à 100 pulsations.

A la contrevisite du soir le malade nous dit avoir eu d'abondantes sueurs et nous constatons qu'il a émis une assez grande quantité d'urines presque claires. La température n'atteint plus que 37,8.

Le 26 mai, le malade est dans un état aussi satisfaisant que possible et n'a pas présenté de phénomènes de crise : le souffle a disparu et il persiste à la base droite des sous-crépitants en assez grand nombre. Le thermomètre n'a plus dépassé 37,6.

Vinay, dans sa thèse d'agrégation, cite une observation de Rendu où le traitement par les émissions sanguines a donné des résultats merveilleux mais concurremment avec l'alcool à haute dose et les excitants diffusibles. Dans le cas que nous rapportons le malade n'a été soumis à aucune médication concomitante et la saignée, à elle seule, a suffi pour amener, à la fin du troisième jour, une pseudo-crise qui pourrait peut-être même se passer du qualificatif de pseudo puisque la crise véritable habituelle ne s'est pas produite et que le malade est entré en convalescence à partir de ce moment.

RÉSUMÉ ET CONCLUSIONS

L'étude des fluctuations qu'ont subies les émissions sanguines semblerait étrange si l'on n'était prévenu par de nombreux exemples que l'histoire de la médecine a eu maintes fois à enregistrer le retour à des médications qui, depuis de longues années, paraissaient définitivement abandonnées. Connaissant ces fluctuations des méthodes thérapeutiques, il était permis de se demander si ce mode de traitement, après avoir subi l'épreuve de nombreuses générations médicales et obtenu l'appui des plus grands cliniciens, méritait réellement l'abandon dans lequel il était tombé. Le mouvement qui, depuis quelques années, semble se faire en sa faveur, prouve qu'il n'en est rien

Au simple rôle de dérivatif et de déplétif qu'on lui accordait autrefois, est venu s'ajouter, d'ailleurs, grâce aux théories modernes, un rôle épurateur. On ne se borne plus comme le conseillaient Chomel, Bouillaud et autres à vouloir éteindre un éréthisme fébrile ou inflammatoire, ou à abaisser brusquement et jusqu'au point de produire un état demi-syncopal, le rythme de l'activité circulatoire, à vouloir, en un mot, « juguler la maladie ».

On sait maintenant que la saignée possède une action plus étendue, qu'elle enlève au sang une certaine quantité des principes toxiques qu'y a accumulés la maladie. Aussi, la plupart des praticiens ont-ils recours à elle non seulement dans le traitement des cardiopathies où son rôle est surtout déplétif, mais encore dans l'urémie, la pneumonie où se manifeste son rôle épurateur. Quelques-uns n'hésitent pas à l'employer dans la plupart des maladies infectieuses telles que la fièvre typhoïde, la scarlatine, la diphtérie, la variole, mais ici son action ne semble guère aussi favorable bien que ces affections s'accompagnent assez souvent de lésions rénales, c'est-à-dire sont susceptibles à un moment donné de produire des phénomènes d'intoxication. Enfin, récemment, les émissions sanguines faibles et répétées ont été employées dans la chlorose mais les avis sont partagés sur ce point et la question n'est pas encore jugée.

En résumé, on peut dire que la saignée opportunément appliquée, donne très souvent des résultats remarquables dans les cardiopathies, l'urémie, la pneumonie.

En outre, dans les maladies infectieuses avec complications rénales et insuffisance de la dépuration urinaire et de l'élimination des déchets organiques, elle mérite qu'on y ait recours.

Ainsi comprise, elle ne peut rendre que des services et bien appliquée, il est juste qu'elle revienne en honneur. Aucune médication n'a, comme elle, dans les cas pressants, un effet immédiat épurateur et déplétif et si, parfois, cet effet n'est que passager, il n'en a pas moins l'avantage de parer au danger menaçant et d'apporter momentanément au malade une heureuse sensation de soulagement.

INDEX BIBLIOGRAPHIQUE

ALBI. — Les indications de la saignée (Gazette hebdom., 1897).
ALBU. — De la saignée (Rev. trav. med., 1896),
BORLÉE. — De la saignée (Bulletin de l'Académie de Médecine de Belgique, 1886).
DECHAUX. — La saignée d'Hippocrate.
DOGIEL. — Quelques effets de la Saignée (Gaz. hebdom., 1891).
DYES. — Klinische Abhandlung Hirschwald (1890).
FRÉDERICK. — De l'action physiologique des soustractions sanguines.
FODERA. — Influence de la saignée sur l'absorption des remèdes (Rev. bibl., 1894).
GAULARD. — Cours d'accouchements.
GRAWITZ. — Des indications de la saignée (Méd. moderne, 1896).
HAYEM. — Leçons sur le sang.
JACCOUD. — Traité de pathologie interne.
Id. Urémie dyspnéique (Bull. Médical, 1893).
Id. Leçons de clinique médicale.
KLUG — Wiener med. Presse, 1895).
KROENIG. — De la saignée (Médecine Moderne, 1896).
LANDOUZY. — Urémie dypsnéique (Gaz. hôpit., 1890).
LEENHARTZ. — De la saignée (Bulletin Médical, 1895).
MIRCOLI. — Quelques indications de la saignée.
PETER. — Leçons de clinique médicale.
ROMME. — Les indications de la saignée (Presse médicale, 1897).
SCHUBERT. — Müncher med. Wochens (189[illegible]).
SENATOR. — Médecine Moderne. 1896).
THIERRY. — Thèse de Paris, 1887.
VINAY. — Thèse d'agrégation, 1880.
WINSTEL. — Thèse de Nancy, 1896.

LILLE. — Imp. LE BIGOT Frères

www.ingramcontent.com/pod-product-compliance
Ingram Content Group UK Ltd.
Pitfield, Milton Keynes, MK11 3LW, UK
UKHW020157200726
13856UKWH00003B/1038